A revolução da **longevidade**

Alexandre Kalache

A revolução da **longevidade**

VESTÍGIO

DIREÇÃO EDITORIAL
Arnaud Vin

EDIÇÃO E PREPARAÇÃO DE TEXTO
Bia Nunes de Sousa

REVISÃO TÉCNICA
Paul Faber

REVISÃO
Giovanna Pires

CAPA
Diogo Droschi
(*sobre imagem do quadro "Afeto imortaliza a memória", de Gil Sant'Anna Jr.*)

DIAGRAMAÇÃO
Waldênia Alvarenga

Dados Internacionais de Catalogação na Publicação (CIP)
Câmara Brasileira do Livro, SP, Brasil

Kalache, Alexandre
A revolução da longevidade / Alexandre Kalache. -- 1. ed. -- São Paulo : Vestígio, 2025.

ISBN 978-65-6002-125-9

1. Envelhecimento 2. Envelhecimento - Aspectos sociais 3. Longevidade 4. Saúde pública I. Título.

25-295060.0 CDD-305.26

Índices para catálogo sistemático:
1. Longevidade : Envelhecimento : Aspectos sociais : Sociologia 305.26

Eliane de Freitas Leite - Bibliotecária - CRB 8/8415

A **VESTÍGIO** É UMA EDITORA DO **GRUPO AUTÊNTICA**

São Paulo
Av. Paulista, 2.073 . Conjunto Nacional
Horsa I . Salas 404-406 . Bela Vista
01311-940 . São Paulo . SP
Tel.: (55 11) 3034 4468

Belo Horizonte
Rua Carlos Turner, 420
Silveira . 31140-520
Belo Horizonte . MG
Tel.: (55 31) 3465 4500

www.editoravestigio.com.br
SAC: atendimentoleitor@grupoautentica.com.br

A tantas pessoas idosas, não só de minha família estendida, mas inúmeras outras que embalaram minha infância e juventude e de quem ouvi muitas histórias. É ouvindo histórias (e, ocasionalmente, levando pitos) que a gente aprende a crescer, se desenvolver e, finalmente, se preparar para a velhice.

A meus filhos, Julia e Pedro: com vocês aprendo a aprender, assim como com tantos outros jovens e agora também com meus netos queridos, Jasmine, Annabelle e Dylan.

A Elisa Monteiro, minha fiel escudeira, com quem trabalho lado a lado há mais de dez anos.

E a Paul Faber, companheiro de vida em mais de quarenta anos de cumplicidades, trocas, dedicação e *muito afeto.*

As pessoas envelhecem. Perdoam a si próprias e umas às outras e às vezes até chegam a perceber que o que têm a perdoar em si próprias e nos outros é a juventude.[1]

Janet Malcolm, jornalista estadunidense

Introdução

Quando eu era jovem, achava que ativismo era uma corrida de velocidade. Se eu corresse rápido o suficiente, tudo poderia ser consertado em um instante. Depois, um pouco mais velha, entendi que o ativismo é mais parecido com uma maratona e aprendi a dosar o ritmo. Mas agora, já bem mais velha, percebo que é, na verdade, uma corrida de revezamento. A gente passa o bastão.

Jane Fonda, ativista e atriz estadunidense

Este livro é, antes de tudo, uma carta aberta aos brasileiros mais jovens, escrita por um brasileiro mais velho que, há cinquenta anos, acreditou enxergar um futuro e que hoje acredita vê-lo novamente. Não é uma autobiografia, apesar de trazer muito da minha trajetória pessoal. Minha vida só é relevante aqui porque se desenrolou em paralelo a algumas das transformações sociais mais profundas da história moderna, e o foco do meu trabalho nos últimos cinquenta anos tem sido justamente aprender com essas mudanças. Também não é um manual de autoajuda sobre envelhecimento, embora traga algumas reflexões, alertas e conselhos sobre o tema que concerne a todos.

A cultura brasileira sempre vendeu ao mundo uma imagem jovem, vibrante. Por muito tempo, essa imagem refletia a nossa realidade e se tornou parte da nossa marca. Era o Brasil da minha juventude também. Ainda hoje, a alta taxa de natalidade de um passado recente sustenta uma aparência de juventude, mascarando uma mudança profunda: à medida que as mulheres brasileiras nascidas nos anos 1980 e 1990 se aproximam da menopausa com poucos ou nenhum filho, a ilusão da juventude eterna vai perdendo força.

Durante a minha vida, o número de filhos por mulher no Brasil despencou. Quando me formei em Medicina, em 1970, a taxa de fecundidade era de quase 6 filhos por mulher; não era à toa que tantos colegas optavam por pediatria e obstetrícia. Naquela época, a geriatria nem existia como especialidade. Em 1980, dez anos depois, a taxa já havia caído para 4,35. Em 1990, era 2,85. Já no início do século XXI, atingiu um nível abaixo da reposição: se um casal não tem dois filhos, ele não se reporá. E desde então permanece assim, sem reposição populacional. Atualmente a taxa está entre 1,5 e 1,7 filho por mulher.[2] Portanto, há mais de 25 anos não geramos crianças suficientes para repor nossa população. Desde o início do século, o único grupo populacional que cresce no Brasil é o dos maiores de 60 anos.

Nasci na Maternidade Arnaldo de Moraes, hoje Hospital São Lucas, que já não conta com serviços de maternidade. Aliás, não há mais maternidades em Copacabana. As poucas gestantes precisam buscar outros locais para dar à luz. Não vai demorar muito para as escolas de ensino infantil do bairro também fecharem, como acontece em outros países com baixas taxas de natalidade.

Apesar do medo histórico de uma superpopulação, alimentado por visões malthusianas, a queda da natalidade indica que a população brasileira passará a encolher em menos de quinze anos. Estima-se que atinjamos o pico de cerca de 220 milhões de habitantes antes de 2040. Depois, a tendência é de queda: para menos de 200 milhões em 2070 e abaixo de 163 milhões até 2100, e tudo isso vai acontecer ainda no horizonte de vida de muitos brasileiros jovens de hoje.[3]

Paralelamente à queda da fecundidade, estamos vivendo cada vez mais. Quando nasci, a expectativa de vida era de 46 anos.[4] Quando terminei a faculdade, já era de 57 anos. Hoje, superada a queda provocada pela Covid-19, nossa expectativa de vida gira em torno de 77 anos.[5] Ou seja, desde que nasci ganhamos mais de trinta anos de vida. E faço questão de ressaltar: ganhamos mais anos de *vida*, não de *velhice*.

Nunca na história da humanidade viver muito foi uma dádiva alcançável para mais e mais pessoas. O que antes era privilégio de poucos agora é realidade para muitos. Mesmo com todas as dificuldades, o Brasil também insiste em envelhecer, e rápido; realizamos em poucas décadas o que levou quase 150 anos para acontecer nos países desenvolvidos. E ainda veremos mudanças mais profundas: o *boom* jovem que formava a base da nossa pirâmide etária vai atravessar a sociedade como um bezerro engolido por uma sucuri: visível de ponta a ponta. Quando os jovens de hoje forem idosos, 1 em cada 3 brasileiros terá mais de 60 anos.

Já hoje existem mais brasileiros com mais de 50 anos do que com menos de 30 anos. Em 25 anos, haverá mais pessoas acima dos 60 do que abaixo dos 25 anos; serão, no mínimo, 30% da população. Atualmente, contamos com cerca de 33 milhões de idosos.[6] Em 2050, esse número mais que dobrará, saltando para 68 milhões. Não apenas o hospital onde nasci deixou de ter uma maternidade, como também se tornou, na prática, um hospital geriátrico. Costumo brincar dizendo que há uma boa chance de que eu termine minha vida onde a comecei.

Assim como a tecnologia transforma a vida sem aviso prévio, a demografia também. Mas sempre há sinais incipientes. Desde cedo na minha vida profissional, alertei que o Brasil teria uma janela de oportunidade curta, cerca de duas décadas, para se preparar para a transição demográfica. E para que seus jovens se preparassem para a longevidade, já que viverão em uma sociedade que envelhece de forma acelerada. E mais: uma sociedade mais numerosa e mais diversa, na qual cabem várias velhices, o que significa que muitos brasileiros sobreviverão até a velhice sem condições para dela usufruir. Como uma planta que não floresce, que murcha precocemente... Como se diz em inglês, "*survive but not thrive*", sobrevive, mas não prospera.

Muita gente terá acesso a recursos para envelhecer bem, mas, atenção: há um mercado ávido para suprir promessas dúbias e enganadoras para os menos avisados, as promessas fúteis de uma juventude eterna, o mercado florescente do *anti-aging* para os interessados e endinheirados. Creio, no entanto, que o principal fator que definirá como *você* vai envelhecer é a atenção que dedica aos que envelhecem ao seu redor. São eles que moldarão a sociedade em que você viverá sua velhice. O futuro do nosso envelhecimento depende do envelhecimento dos outros.

A conquista da longevidade é algo imenso, mas não se distribui de forma igual. Poucos países expõem essa desigualdade de maneira tão brutal quanto o Brasil. Envelhecer é um processo relacional. Quem viveu exposto a carências, violência, exclusão e ambientes inseguros envelhece de forma diferente. Nosso envelhecimento acelerado acontece sobre um terreno marcado por imperfeições e erros históricos em saúde, educação, saneamento, moradia, transporte e emprego. Viver muito e sobreviver muito não são a mesma coisa.

Vivemos em um país que nos ensina que o sucesso depende apenas do nosso esforço. Se temos saúde, educação, trabalho e moradia dignos, é porque "nos esforçamos". O que se fala menos é sobre o papel do acaso: nossa herança genética, nossa família, a segurança e os estímulos que recebemos, os exemplos que tivemos e as portas que se abriram ou se fecharam para nós. A vida se parece muito mais com uma loteria do que gostaríamos de admitir.

Subestimar a importância da sorte acaba por nos tornar egoístas. E precisamos de um "egoísmo inteligente", como diz o médico de família e comunidade Eberhart Portocarrero-Gross: políticas que incentivem a solidariedade social, pois, ao beneficiar os outros, beneficiam também a nós mesmos. Se acreditamos que tudo depende apenas do mérito, acabamos culpando quem ficou para trás. Não vivemos em uma meritocracia: não partimos do mesmo ponto nem enfrentamos os mesmos obstáculos. Por isso, reafirmo: envelhecer é um processo relacional. Falar da velhice é falar de como envelhecemos. Falar de como envelhecemos é falar das experiências vividas. E falar dessas experiências é também falar de desigualdade e discriminação.

Além de razões morais e éticas, há motivos práticos para nos preocuparmos com isso. As desigualdades extremas que contaminam nosso presente também comprometem nosso futuro envelhecimento. A ciência é clara: desigualdade faz mal à saúde física e mental de todos, não só dos mais pobres e excluídos. Sociedades desiguais são mais doentes, mais inseguras, mais infelizes, são aquelas em que a ansiedade permeia todas as classes sociais. Mesmo quem tem privilégios nunca conseguirá construir muros suficientemente altos para se isolar de doenças, violência e desesperança que nascem da desigualdade.

Nossa longevidade recém-conquistada nos dá tempo e oportunidade de reinventar a velhice. Mas com esse privilégio vêm grandes responsabilidades, para conosco e para com os outros. Envelhecer não é uma experiência apenas pessoal: é coletiva e interdependente.

Ainda me surpreendo ao encontrar brasileiros – políticos, empresários, prestadores de serviço – que não têm real consciência das mudanças profundas que já estão em curso. Muitos simplesmente resistem a tomar conhecimento. Somos um país construído sobre múltiplas bases negacionistas.

Nas décadas recentes, o envelhecimento populacional em países como o Brasil foi (e continua sendo) extraordinariamente rápido. Para dobrar sua população idosa, a França levou mais de um século;[7] o Brasil fará isso em menos de 20 anos. E o futuro será dominado por países como o nosso: em 2050, quase 80% dos idosos do mundo viverão em nações em desenvolvimento.[8]

Mas não é só a velocidade que nos diferencia dos países desenvolvidos. Eles se tornaram ricos antes de envelhecer. Estamos envelhecendo sem antes resolver nossas desigualdades históricas. Estamos envelhecendo na pobreza, muitas vezes na miséria. Muitos brasileiros insistem, contra todas as probabilidades, em envelhecer. Somos audaciosos, outro traço que nos caracteriza como brasileiros.

Ter uma vida longa se tornou um direito real, não mais um privilégio de poucos. Isso precisa ser celebrado e levado em conta em cada decisão que tomamos, especialmente pelos mais jovens, que almejam não só envelhecer, mas envelhecer *bem*.

Minha esperança é convencer um jovem leitor ou uma jovem leitora a enxergar as oportunidades e os riscos pessoais e profissionais de envelhecer no século XXI. Se você tem hoje 20 e poucos anos e trabalhar por tanto tempo quanto eu tenho de formado como médico (55 anos), espero que ainda esteja em atividade em 2080. A vida deixou de ser uma corrida de 100 metros rasos para se tornar uma maratona. Isso requer outro tipo de preparo.

A maior conquista social dos últimos cem anos foi adicionar anos à vida. O grande desafio do século em que vivemos será adicionar vida aos anos.

Capítulo 1

Como tudo começou

Vem, vamos embora, que esperar não é saber.
Quem sabe faz a hora, não espera acontecer.

Geraldo Vandré, músico brasileiro

Na minha infância, era comum que as mães registrassem o desenvolvimento dos filhos em um livro do bebê. Nele, anotavam visitas à maternidade, presentes recebidos e de quem, o primeiro dentinho e, com entusiasmo, quaisquer indícios de traços de personalidade. Quando eu tinha pouco mais de 5 anos, minha mãe escreveu orgulhosamente no livro: "Hoje estou muito feliz. Alexandre disse que, quando crescer, vai ser médico para cuidar dos pais quando envelhecerem". Certamente ela estava registrando um desejo seu. É improvável que eu pudesse, naquela idade, expressar tão cedo uma vocação. Cresci, no entanto, sabendo que tinha total liberdade para escolher o que quisesse fazer da vida... desde que fosse medicina. Mesmo que a escolha tenha sido plantada por ela, acabei abraçando com entusiasmo o papel de médico da família muitos anos antes de entrar na escola médica. Aos 15 anos, eu já assumira o papel de "cuidador assistente" de minha avó materna, que morava conosco e faleceu três anos depois, vítima de um câncer implacável.

O Brasil da minha juventude era um país de altas taxas de natalidade e famílias extensas. Meus avós maternos tinham muitos irmãos e irmãs; somando tudo, eram trinta, mais os cônjuges. Ou seja, cresci rodeado de parentes idosos e, desde muito cedo, adorava estar à volta deles. Eram tantas histórias! E não era só isso: também cresci disputando espaço com uma infinidade de primos de diferentes idades. Com eles brincava e brigava, e brincando e brigando aprendemos a encontrar nosso lugar. Minhas alternativas eram, então, brincar com os primos (meninos com meninos, meninas com meninas) ou ficar ao pé dos velhos ouvindo suas histórias. Nem televisão havia, muito menos *videogames* e tudo que se seguiu. Havia uma troca constante de afetos e atenção com tanta gente idosa ao meu redor. Eu ficava ali, prestando atenção na conversa, até que alguém, quase sempre a tia mais velha, me enxotava: "O que você está fazendo aí, menino, isso não é conversa para criança!". Com as histórias que eu ouvia e com os pitos ocasionais, eu também aprendia. Ao longo de minha infância, aprender era um exercício constante, incorporado nas rotinas do dia a dia, e plenamente intergeracional. Brincando e brigando, ouvindo histórias ou levando pitos, a gente aprende a crescer, a se desenvolver e a envelhecer.

Nasci em uma casa confortável de classe média na zona sul do Rio de Janeiro, ainda a capital do país naquela época. Eram os anos dourados da cidade que, se não era a mais rica, era a de maior influência cultural do Brasil. A densidade demográfica já era imensa e o acesso aos mais diversos serviços ocorria, para nós, sem maiores obstáculos. Tudo isso combinado já me dava uma vantagem enorme em comparação à maioria dos brasileiros da época. Ainda assim, o Brasil no qual cresci era um país onde doenças infecciosas faziam parte do cotidiano, o capitalismo era implacável e quase não existia proteção social. Viver, para todos, era sempre um ato de equilíbrio instável.

Copacabana oferecia um ambiente cultural riquíssimo. Era sinônimo de vida efervescente, inovação musical, teatro experimental e de vanguarda. Artistas, políticos influentes, a elite econômica: o bairro fervilhava com celebridades. Na minha família, a diversidade cultural se manifestava de todos os jeitos: tradições da Igreja Ortodoxa Grega conviviam sem problema com o catolicismo; na mesa, a comida árabe se misturava com a italiana, a portuguesa e a mineira. A afrobrasilidade estava na cozinha, ainda que não me desse conta da linha rígida que nosso racismo estrutural traçava ali mesmo, em casa. E no conjunto, era uma cultura da oralidade, de contar histórias, e não faltavam histórias para contar.

Como era costume nas casas de classe média da época, tínhamos empregadas domésticas que moravam conosco. Em geral, mulheres negras, solteiras, quase sempre analfabetas e vindas de comunidades rurais muito pobres de Minas Gerais. Era o começo da urbanização em massa no Brasil. Essas mulheres trouxeram para dentro de casa suas histórias de vida dura, tradições populares, cantigas, superstições e uma memória coletiva viva da África e da escravidão recém-abolida: nasci apenas 57 anos depois da Lei Áurea. Eu era fascinado por suas histórias e passava horas na cozinha ouvindo-as. Do conforto da minha casa, tive uma janela aberta para outros mundos, com histórias de beleza e crueldade que ressoam em mim até hoje.

Mesmo dentro da bolha da classe média, era impossível não ver as injustiças no Brasil. Eu amava o meu país, mas as falhas eram evidentes: a mortalidade infantil era altíssima, a expectativa de vida era baixa, e metade da população era analfabeta. Ainda no início da era das vacinas, doenças como sarampo, tuberculose e poliomielite assustavam todo mundo. Diarreias e infecções respiratórias matavam milhares e milhares de crianças. Os antibióticos estavam apenas começando a ser descobertos: a penicilina, o primeiro deles, ainda não estava disponível no Brasil quando nasci. Mesmo no Rio de Janeiro, que era relativamente próspero, a insegurança alimentar, a falta de saneamento e o problema de moradia eram (e continuam sendo) graves.

Eu admirava o ativismo social da Igreja Católica da época e comecei a fazer trabalho voluntário com Dom Helder Câmara (1909-1999), o arcebispo progressista que tive o privilégio de conhecer e de quem fiquei amigo. No ensino médio, criei um banco de livros para estudantes pobres e um depósito de medicamentos. Para esse projeto, eu convencia médicos a doarem amostras grátis ou remédios próximos da data de validade. Copacabana era cheia de consultórios médicos, prédios inteiros. Eu ia de porta em porta e enchia sacolas dessas amostras e armazenava-as em casa para depois distribuir a estudantes de comunidades carentes, sempre mediante prescrições. Após algum tempo, consegui ter uma "sede" em uma escola pública. Hoje parece inacreditável que um profissional confiasse medicamentos a um garoto de 16 anos, mas a maioria confiava.

Entrei na faculdade de medicina no ano seguinte ao Golpe Militar de 1964, com um forte senso de propósito. A Faculdade Nacional de Medicina da Universidade do Brasil, que depois virou a Universidade Federal do Rio de Janeiro (UFRJ), tinha um corpo estudantil mais diversificado do que as universidades particulares. Desde cedo, percebi que não queria seguir uma carreira médica convencional. Meu interesse era muito maior pela anatomia social do que pela anatomia humana, mas também sabia que, para ser levado a sério, precisava me sair bem naquele ambiente acadêmico rígido e tradicional.

Na minha primeira aula de dissecação, diante do pé amputado de uma idosa, me vi especulando sobre a história de vida da dona daquele pé, muito mais interessado naquela pessoa do que na tarefa de separar músculos, tendões, nervos e cartilagens. Na época, escrevi um conto inspirado nela. O distanciamento emocional nunca foi meu forte. Enquanto alguns colegas se realizavam naquele salão frio, de mesas de mármore e ferro cobertas de cadáveres e tanques cheios de formol, eu me convencia cada vez mais de que aquele era só um meio para um fim: o meu lugar era na saúde pública.

A saúde pública é política por natureza, pois lida com os determinantes sociais e ambientais da saúde. Até figuras gigantes da saúde brasileira, como Oswaldo Cruz e Carlos Chagas, enfrentaram resistência política. Segundo a Carta de Ottawa, da Organização Mundial de Saúde (OMS), a saúde é criada e vivida pelas pessoas nos contextos em que elas vivem, aprendem, trabalham, se divertem e amam.[9] Onde e como vivemos, trabalhamos, aprendemos e, principalmente, como e quem amamos, sempre foram objetos de controle. E são os corpos das mulheres, em especial das negras e pobres, que historicamente sofreram o peso maior desse controle. Seja em temas como saúde sexual e reprodutiva, seja no que se refere à regulação ambiental, aos padrões alimentares ou à vacinação, o embate é constante, ainda mais em sociedades com baixo letramento científico.

No final dos anos 1960, à medida que a ditadura militar consolidava seu poder, a repressão e a autocensura aumentavam. Falar abertamente sobre justiça social ficou cada vez mais arriscado. Os estudantes de medicina eram apenas uma das muitas vozes de contestação, mas tínhamos visibilidade entre a classe média. Fui eleito várias vezes como representante de turma, depois diretor do diretório acadêmico da faculdade e, por fim, cofundei a Associação Nacional de Estudantes de Medicina, da qual fui o primeiro presidente.

Somos a famosa geração de 1968. Assim como em Paris, onde começaram os movimentos estudantis modernos, nós também fomos às ruas. Era um tempo ansioso, mas cheio de esperança. Sentíamos que a história estava do nosso lado. Eu sabia que meu privilégio de classe média me dava uma proteção limitada. Minha família não era politizada, mas não proibia as minhas atividades, mesmo quando eu transformava a vasta sala da casa em "quartel-general". Fomos uma geração que passou a juventude protestando e não nos tornamos velhinhos conformados e silenciosos. A gente não vira outra pessoa com a idade: a gente se torna ainda mais quem sempre foi.

Capítulo 2

Chegada a Londres

Aposentados sentavam-se em cafés, com uma única xícara de chá por horas, encontrando conforto na rotina enquanto o mundo à volta mudava de formas que eles já não compreendiam.

Artigo do jornal *Observer* sobre a Londres dos anos 1970

O Reino Unido era a escolha óbvia para continuar meus estudos. Com sua longa tradição em saúde pública, Londres contava com a London School of Hygiene & Tropical Medicine (LSHTM), a mãe das escolas de saúde pública, considerada um centro de excelência mundial. A Londres dos anos 1970 era uma mistura vibrante de inovação e conservadorismo, ainda tentando, de forma desajeitada, se adaptar ao seu singular multiculturalismo. Cheguei em 1975, apenas alguns anos depois do infame discurso anti-imigração "Rios de sangue", proferido pelo político racista Enoch Powell, segundo o qual a chegada de imigrantes inevitavelmente levaria a uma guerra civil. Também fazia apenas poucos anos que fora aprovada a primeira lei que criminalizava a negação de moradia, emprego ou serviços públicos com base em cor, raça, etnia ou origem nacional.

Pouco depois da minha chegada, tive algumas surpresas. A maior delas foi "perder" minha branquitude. Seja lá o que tivesse me tornado, eu não era mais considerado branco. De forma abrupta, vivi uma ilustração muito pessoal de como a raça é uma construção social. Ao que parece, bastaram um voo de doze horas, duas refeições decepcionantes e uma longa fila na imigração para que eu passasse de cidadão de primeira a segunda classe. Em Londres, eu era só mais um "não branco", ignorado ou desaprovado na mesma medida que paquistaneses, indianos, bengalis, árabes ou "dagos" (termo pejorativo para pessoas de origem mediterrânea). Minha "não branquitude" era o que as pessoas viam primeiro, e os preconceitos vinham logo em seguida.

Claro, trinta anos de privilégios no Brasil haviam me dado uma armadura resistente de autoconfiança e eu sabia como me defender de tentativas de me diminuírem. Mas essa experiência me fez perceber o quanto são arbitrárias as classificações raciais e o quanto é exaustivo carregar essas etiquetas cotidianamente.

Mais da metade da população brasileira tem algum grau de ascendência africana. Somos rápidos em nos orgulhar da nossa patente miscigenação sem, no entanto, examinar suas origens. Muitos de nós ainda nos apegamos ao mito da democracia racial. A verdade incômoda é que o racismo estrutural, a discriminação e a violência contra pessoas negras são bem documentadas, inclusive em dados oficiais. Apesar de a questão racial ter ganhado mais espaço na mídia e na academia nos últimos anos, ainda existe uma resistência enorme entre as elites políticas brasileiras para reconhecer o racismo estrutural, ainda mais para enfrentá-lo. Basta uma visita a qualquer museu de história no Brasil para ver como o nosso passado é convenientemente apagado, às vezes por omissão, outras vezes de forma deliberada. São essencialmente eurocêntricos, ignorando as culturas dos povos originários, que dirá nossa afrobrasilidade.

Os impactos do trauma da escravidão brasileira são ainda muito pouco pesquisados, apesar de ser um trauma psicológico e social transmitido de geração em geração. No entanto, é evidente que a desigualdade racial na distribuição de riqueza se perpetua desde 1500, desde o "descobrimento", como se nada houvesse aqui antes, como se fosse o marco zero da nossa história. As oportunidades para pessoas negras acumularem patrimônio, especialmente imóveis, foram sistematicamente restringidas ao longo das gerações.

Pela primeira vez na vida, eu era um imigrante. Não ousava me comparar aos imigrantes de fato, como meu pai, que chegou ao Brasil com pouco além da própria determinação, até porque não pretendia abandonar meu país natal para sempre, mas o leve estranhamento que vivi no Reino Unido aguçou meu olhar. Uma das primeiras coisas que notei foi a quantidade de idosos. Em 1975, o Reino Unido tinha cerca de 12% da população com 65 anos ou mais, enquanto no Brasil esse grupo representava apenas em torno de 3%, ou seja, proporcionalmente, cerca de quatro vezes mais pessoas idosas do que no meu país natal. Além disso, a expectativa de vida girava em torno de 72 a 73 anos, contra aproximadamente 59 a 60 anos no Brasil.[10] O contraste era gritante. Se as praias do Rio eram dominadas por corpos jovens e crianças brincando nas ondas, as ruas de Londres pareciam tomadas por carrinhos de feira estampados de um xadrez de gosto duvidoso e rostos enrugados sob gorros de lã.

Alguns acadêmicos e formuladores de políticas britânicos já falavam sobre o envelhecimento da população, mas o foco era quase exclusivamente voltado para questões trabalhistas e previdenciárias. Como hoje, a força de trabalho era rejuvenescida pela imigração. Quando o assunto era saúde, o debate era totalmente biomédico: quase não havia perspectiva de saúde pública sobre o tema. Ficou claro para mim que não só o Reino Unido não estava preparado para sua transição demográfica, como também que não se falava sobre o assunto fora dos países desenvolvidos. O pensamento dominante era de que se tratava de uma preocupação para o Primeiro Mundo.

Percebi logo que a transição populacional que eu observava no Reino Unido inevitavelmente chegaria a países como o Brasil, de forma ainda mais complexa e desafiadora. Os sinais já estavam ali, mesmo que poucos prestassem atenção: as novas gerações de brasileiras tinham cada vez menos filhos, e a expectativa de vida estava aumentando, os dois motores principais do envelhecimento populacional. Previsões demográficas costumam ser bastante confiáveis a curto e médio prazo, e era evidente para mim que o Brasil, assim como muitos outros países do Sul Global, estava em transição de um modelo de alta mortalidade/alta fecundidade para um de baixa mortalidade/baixa fecundidade.

Na época, o foco dos formuladores de políticas brasileiras e das agências internacionais de desenvolvimento era quase exclusivamente a saúde materno-infantil. Tanto que, em 1982, quando participei da primeira Assembleia Mundial da Organização das Nações Unidas (ONU) sobre envelhecimento, em Viena, fui uma voz solitária ao levantar o tema sob a perspectiva dos países em desenvolvimento. Até hoje, a agenda internacional sobre envelhecimento é dominada pelas preocupações dos países ricos, mesmo que a maioria da população idosa mundial viva em países de baixa e média renda.

Pouco depois de chegar a Londres, li uma nota de rodapé em um artigo da revista *The Lancet* afirmando que a vasta maioria dos geriatras no Reino Unido eram provenientes do sul da Ásia, o que mais tarde foi objeto de inúmeros estudos.[11]

Vinham de países como Índia, Bangladesh e Paquistão, que haviam deixado há pouco de ser colônias e ainda mantinham a estrutura de ensino universitário herdada do Império Britânico.

Nos anos 1970, a voz mais influente em gerontologia do Reino Unido era a professora da Universidade de Londres Margot Jefferys. Ela foi uma grande amiga e mentora nos primeiros anos depois que passei a me dedicar exclusivamente ao estudo de envelhecimento. Depois de entrevistar dezenas de geriatras, Margot percebeu que a geriatria era vista como uma espécie de "Cinderela" da medicina e que os próprios geriatras se viam como uma especialidade de médicos de segunda classe, que ofereciam tratamento de segunda classe para pacientes de segunda classe.[12] Triste!

Naquela época, fiquei intrigado: por que os estudantes locais não se interessavam por geriatria? Era evidente que aqueles médicos estrangeiros estavam preenchendo uma lacuna. No segundo ano do meu mestrado, decidi investigar os fatores que influenciavam a escolha da geriatria como especialidade e escrever uma dissertação baseada em pesquisa. Com o apoio da British Geriatrics Society, enviei um questionário a todos os 850 membros à época. A taxa de resposta foi bastante alta, em torno de 90%. Os resultados mostraram uma divisão quase exata: metade dos geriatras estava satisfeita com a escolha, sentia-se realizada e não queria mudar de especialidade, mesmo com a garantia de manter os salários e o status. A outra metade estava insatisfeita e mudaria de especialidade se pudesse, já que muitos haviam escolhido a geriatria por ser um caminho mais fácil para ascender na carreira médica.

Por intuição, inseri uma questão que acabou sendo crucial. Perguntei a eles se, durante a infância e a adolescência, haviam tido contato próximo com pessoas idosas, por exemplo, morando com os avós. Essa foi a única variável que diferenciou claramente os dois grupos. Quem havia convivido intimamente com idosos tinha satisfação no trabalho; quem não tinha tido esse contato sentia-se frustrado.

Em uma segunda parte do estudo, medi as atitudes de estudantes de medicina em relação à velhice, envelhecimento, cuidados paliativos e uma possível carreira em geriatria. Durante um ano, avaliei as atitudes de pequenos grupos antes e depois de um estágio de um mês na enfermaria geriátrica. Era o primeiro ano em que o hospital universitário Royal Free, de Londres, havia incluído geriatria na formação rotativa. O resultado foi unânime: os estudantes tinham uma visão mais positiva antes do estágio do que depois. Nenhum deles demonstrou interesse em seguir uma carreira em geriatria.

Organizei grupos focais para aprofundar essas reações. Elas foram consistentes em todos os dez grupos que estudei: “Nos tiraram da alta tecnologia e do glamour dos cuidados intensivos, onde sentimos que salvamos vidas e nos colocaram por um mês em uma antessala da morte, cuidando de idosos confusos, com múltiplas doenças, abandonados pela própria família”; “Não conseguimos entender o que eles dizem”; “Não temos as habilidades”; “Não temos familiaridade com idosos”; “Fomos criados em famílias nucleares”; “Nosso contato com os mais velhos se resume a festas de aniversário ou ceias de Natal”; “Alguns de nós nunca conversaram mais de trinta minutos com um idoso na vida”.

A conclusão foi clara: havia uma exclusão social dos idosos no Reino Unido dos anos 1970, e o país não estava preparado para o aumento de sua participação na população. Se isso acontecia em um país rico, o que esperar do Brasil?

Antes mesmo de terminar o mestrado, eu já havia decidido que minha vida profissional seria dedicada à saúde pública do envelhecimento global. Inicialmente não pretendia permanecer no Reino Unido, mas encontrei crescente interesse acadêmico nos estudos que tinha feito, tanto lá como em outros países europeus, e fiz uma série de apresentações em congressos, conferências ou sessões preparadas especialmente para discutir meus achados.

Três meses depois da conclusão do mestrado, para minha absoluta surpresa, fui convidado a assumir uma posição acadêmica na Universidade de Oxford, onde passei vários anos dando aulas, pesquisando e concluindo meu doutorado. Depois, voltei a Londres para criar a Unidade de Epidemiologia do Envelhecimento na LSHTM, onde havia feito o mestrado. Desenvolvi cursos internacionais que adaptei e ministrei em dezenas de países, formando mais de mil pesquisadores, muitos dos quais se tornaram líderes nacionais e internacionais na área de envelhecimento populacional.

Após vinte anos na academia no Reino Unido, fui recrutado pela Organização Mundial de Saúde (OMS) para dirigir o programa global de envelhecimento em Genebra. Foi minha maior plataforma até então. Apesar de a OMS afirmar, em seu documento fundador, que "saúde é mais do que a ausência de doença", o programa que herdei era quase exclusivamente voltado para o tratamento de doenças. Passei os treze anos seguintes batalhando para introduzir uma abordagem de curso de vida no envelhecimento, contando com o apoio da rede global de ex-alunos que havia construído.

Por ironia, fui aposentado compulsoriamente da OMS em 2008, logo após completar 62 anos. Contudo, longe de me fazer parar, essa aposentadoria marcou o início da fase mais intensa da minha vida profissional. Em 2025, celebro cinquenta anos de dedicação exclusiva ao tema do envelhecimento e da longevidade.

Capítulo 3

A revolução da longevidade

O futuro do Brasil é a velhice.

Karla Cristina Giacomin, geriatra brasileira

As pessoas estão vivendo mais tempo em quase todas as regiões do mundo. Hoje, a maioria pode esperar viver muito além dos 60 anos. Até 2030, 1 em cada 6 pessoas no mundo terá mais de 60 anos, ou seja, 1,4 bilhão de pessoas em comparação a 1 bilhão em 2020. Em 2050, a população global de idosos deverá chegar a 2,1 bilhões. O grupo que mais cresce dentro dessa população é o dos 80+. Entre 2020 e 2050, esse número mais do que triplicará, atingindo 426 milhões.[13]

A expectativa de vida se refere à idade média que uma pessoa pode esperar alcançar em determinado momento, caso as taxas de mortalidade se mantenham estáveis. Em 2023, a média global de expectativa de vida ao nascer (EVN) foi de 73,3 anos, dez anos a mais do que em 1990.[14] Atualmente, existem quase 30 países com população acima de 1 milhão de habitantes e EVN superior a 80 anos, entre eles Japão, Singapura, Suíça, Itália, Austrália, Espanha, França, Hong Kong, Coreia do Sul e Suécia.[15]

Esses anos a mais representam uma revolução social sem precedentes na história da humanidade. É a chamada revolução da longevidade, que começou nos países mais ricos, mas hoje gera ainda mais impacto nos países em desenvolvimento. Em 2050, mais de dois terços dos idosos do mundo viverão em países de baixa e média renda. Mesmo as nações mais pobres vão experimentar o crescimento no número e na proporção de pessoas com 60 anos ou mais.

O ano de 2050 será um marco demográfico. Nesse ano, uma pessoa com 35 anos em 2025 será um sexagenário. Em 2050:[16]

- 21% da população mundial terá 60 anos ou mais, em comparação a 8% em 1950 e 12% em 2023;
- O número de pessoas com 60 anos ou mais ultrapassará 2 bilhões;
- O número de idosos será maior que o de crianças com menos de 15 anos (em 2012, já havia mais idosos do que crianças abaixo de 5 anos);
- Em 64 países, 30% da população terá 60 anos ou mais. Em 2015, apenas o Japão atingia essa marca. Em 2050, praticamente todos os países desenvolvidos e grande parte da América Latina e da Ásia, incluindo a China, estarão nesse grupo.

A revolução da longevidade é resultado da convergência de dois fatores: o aumento significativo da expectativa de vida ao nascer e a queda expressiva da taxa de fecundidade (o número de filhos por mulher ao final da vida reprodutiva). A interação poderosa dessas duas variáveis transformou o panorama demográfico e social do mundo.

Em 1900, a maior expectativa de vida ao nascer foi registrada na Alemanha e não chegava a 45 anos.[17] Hoje, nem o país mais pobre do mundo tem uma expectativa de vida tão baixa quanto a mais alta do mundo na virada do século passado. Mesmo em Lesoto, pequeno país africano que é um enclave na África do Sul, com as piores taxas de expectativa de vida registradas pela Organização Mundial de Saúde (OMS), hoje são maiores: 48,7 anos para homens e 54,6 anos para mulheres.[18] A revolução da longevidade é uma conquista social extraordinária.

Dados históricos confiáveis existem para poucos países, mas, para se ter uma ideia, em 1765 a expectativa de vida no Reino Unido era de apenas 39 anos e permaneceu abaixo dos 45 até o início do século XX.[19] Hoje, a média britânica é de 80,1 anos.[20] E o avanço foi ainda maior em outros países europeus, como Portugal, Espanha e Itália, todos com expectativa de vida superior à do Reino Unido atualmente.

A expectativa de vida em outras idades também está subindo. No Reino Unido, por exemplo, em 2020, homens de 65 anos tinham uma expectativa adicional de 19,7 anos, e mulheres, de 22 anos. Em 2045, a expectativa será de 21,9 e 24,1 anos, respectivamente.[21] Um alemão de 60 anos hoje vive, em média, quatro anos a mais do que um alemão da mesma idade em 1980.[22] No Brasil, entre 1980 e 2010, a chance de um homem de 60 anos chegar aos 80 anos aumentou em 80%.[23]

Várias razões explicam a longevidade crescente. Nos países mais ricos, ela foi conquistada pouco a pouco, com melhorias graduais em nutrição, saneamento, habitação, letramento em saúde e campanhas públicas de promoção da saúde e prevenção de doenças eficazes. No Brasil, o envelhecimento populacional foi acelerado principalmente pela introdução de um amplo espectro de vacinas e pela disponibilidade de antibióticos a partir da década de 1940. Com o advento do Sistema Único de Saúde (SUS), em 1988, tornou-se possível um acesso muito mais amplo a serviços de saúde, com particular impacto nos cuidados pré-natais, obstétricos e infantis, resultando em importante redução da mortalidade materna e de crianças com menos de 5 anos. Em paralelo, observamos a já citada redução das taxas de natalidade, permitindo que mesmo as famílias mais pobres pudessem cuidar melhor de seus filhos. Apesar da escassez histórica de saneamento e moradias dignas, o Brasil envelheceu.

Copacabana

O bairro onde nasci, no Rio de Janeiro, foi a Copacabana da orla, da classe média. O acesso era restrito até os anos 1920, quando túneis foram abertos sob os morros de granito que separavam o bairro do centro histórico. À medida que se desenvolveu nas décadas seguintes e se tornou uma das áreas mais badaladas da então capital do Brasil, Copacabana passou a atrair moradores mais abastados, como meus pais. Muitos, como eles, permaneceram ali pelo resto da vida, envelhecendo confortavelmente no mesmo lugar. Minha mãe, por exemplo, faleceu em 2020, aos 103 anos, muito bem cuidada no mesmo apartamento onde criou os filhos.

A demanda por profissionais como babás, empregadas domésticas, cozinheiras e porteiros atraiu trabalhadores das camadas mais pobres. Muitos vinham de realidades culturais bem diferentes, em especial da região Nordeste. Era a época da urbanização em escala transformadora no Brasil. Nos quarteirões mais distantes da orla, surgiram moradias de qualidade inferior; muitas vezes, uma família inteira morava em um quarto e sala. Em pouco tempo, surgiram favelas nas encostas íngremes que moldavam o bairro. Muitos desses moradores também envelheceram ali, embora de forma muito mais desfavorável.

Hoje, Copacabana é um dos bairros mais envelhecidos do mundo, com uma proporção de idosos que supera até a do Japão, ainda o país mais velho do planeta. O Brasil já faz parte, há muito tempo, do grupo de 83 países (que abrigam 46% da humanidade) com taxa de fecundidade abaixo do nível de reposição populacional. As babás com bebês e crianças pequenas que desfilavam pela orla durante a minha infância foram substituídas por cuidadores de pessoas idosas. Passamos de carrinhos de bebês para andadores em poucas décadas. O que permaneceu foi o contraste da cor da pele: mulheres negras eram a maioria das babás, mulheres negras são a maioria das cuidadoras.

As mudanças demográficas foram tão intensas que, como já comentei, o próprio hospital onde nasci já não possui maternidade; hoje é praticamente um equipamento geriátrico. Às vezes, penso que talvez eu termine a vida no mesmo hospital onde ela começou. Mas, por ser uma instituição particular, é improvável que esse também seja o destino das ex-babás e das atuais cuidadoras de Copacabana.

Durante boa parte do século XX, Copacabana teve um papel central na vida cultural brasileira. Apesar do ar decadente que apresenta hoje, o bairro ainda mantém um status icônico. A média de idade e seu perfil social fazem dele um verdadeiro laboratório humano e, com seus contrastes e contradições, um retrato antecipado do Brasil do futuro. Desse laboratório eu me vali, realizando ali projetos embrionários que ganharam escala mundial, como conto mais adiante.

É importante diferenciar expectativa de vida ao nascer (EVN) e longevidade máxima (*lifespan*). Muitos confundem os dois termos, até mesmo profissionais de saúde. A longevidade máxima se refere ao maior tempo de vida possível de um ser humano. O recorde pertence à francesa Jeanne Calment (1875-1997), que viveu 122 anos e 164 dias, uma marca que ainda não foi superada. Apesar dos investimentos milionários e da intensa divulgação sobre a possibilidade de estender a vida humana, os resultados concretos permanecem escassos.

Mas será que a EVN continuará aumentando ano após ano, como vimos nas últimas décadas? Provavelmente não. Mesmo deixando pandemias futuras de lado, fatores como sedentarismo, obesidade, má alimentação (o que chamo de dieta branca, rica em carboidratos, gorduras e sal, mas pobre em vitaminas e oligoelementos que dão cor ao prato), uso de drogas (sobretudo tabaco e álcool) e o efeito da degradação ambiental indicam uma desaceleração. Nos Estados Unidos, a EVN praticamente parou de crescer nos últimos dez anos, apesar dos gastos altíssimos em saúde (cerca de 16,6% do PIB, ou mais de 12 mil dólares *per capita* ao ano).[24] Claro, a pandemia de Covid-19, por si só, reduziu a expectativa de vida estadunidense, e o risco de virmos a ter outra pandemia semelhante é grande. Na Europa, o ritmo de crescimento da EVN desacelerou em geral e estagnou em alguns países. No entanto, em alguns lugares, a expectativa de vida após os 60 anos ainda está aumentando, sinal de que ainda não atingimos um limite natural da longevidade.

Contudo, essa nova era do envelhecimento não alcança a todos de forma igual. Tanto a longevidade quanto a qualidade de vida ainda são negadas a enormes parcelas da população. Disparidades gritantes são visíveis até mesmo dentro de uma mesma cidade. No Reino Unido, por exemplo, já foram registradas diferenças de até 17 anos na expectativa de vida entre bairros de Londres.[25] Em Nova York, onde trabalhei na Academia de Medicina entre 2008 e 2010, da janela de meu escritório era possível vislumbrar uma diferença de dez anos: à esquerda, a Golden Mile, zona leste da Quinta Avenida com suas lojas de grife, museus e galerias de arte; à direita, equidistante, o Harlem Hispânico. No Rio de

Janeiro, bairros como São Conrado e a favela da Rocinha, distantes a oitocentos metros um do outro, mostram contrastes ainda mais gritantes: do metro quadrado mais caro da cidade a um aglomerado urbano caótico, onde tuberculose e hanseníase estão presentes e o saneamento básico é uma ilusão para a maioria de seus 150 mil habitantes.[26] Em São Paulo, o rico bairro do Morumbi é separado da favela de Paraisópolis apenas por um muro.

O envelhecimento populacional depende do número de pessoas que chegam à velhice. Mas o ritmo desse envelhecimento é determinado pela base da pirâmide, ou seja, pelo número de crianças nascidas. Quando me formei em medicina, em 1970, a taxa total de fecundidade no Brasil era em média quase 6 filhos por mulher, ao final de sua vida reprodutiva. Trinta anos depois, caiu para o nível de reposição (2,1 filhos por mulher), uma transformação extraordinária em um país com uma população bastante religiosa e para quem a prática de métodos contraceptivos era considerada um pecado.

O controle ou não da fertilidade sempre foi uma questão política; a luta pelo controle da reprodução sempre existiu. Embora o tema diga respeito ao corpo das mulheres, historicamente quem tomava as decisões eram os homens – fossem os alarmistas malthusianos, que temiam explosões populacionais, fossem os religiosos pró-natalistas, preocupados com a queda populacional (leia-se: produtividade econômica). Nos últimos tempos, porém, independentemente das políticas de governo ou do posicionamento religioso, as mulheres, inclusive as brasileiras, tomaram as rédeas e conquistaram o direito de decidir sobre o próprio corpo com o advento de métodos contraceptivos seguros e acessíveis a partir da década de 1960.

Pílula para todas

Ouvi falar da pílula anticoncepcional pela primeira vez quando tinha uns 17 anos. Para a minha geração, parecia ficção científica a ideia de que uma pilulazinha pudesse afastar todas as ansiedades relacionadas a uma gravidez indesejada. Quando entrei na faculdade de medicina, no final dos anos 1960, muitas das minhas colegas de turma já a utilizavam como principal método contraceptivo. Fomos a primeira geração a se beneficiar dessa inovação, e isso teve um grande impacto na nossa vida e na sociedade da época, ao menos na classe média. Apesar da desaprovação religiosa, as brasileiras tomaram as rédeas da situação. No Reino Unido, foi só em 1974 que as mulheres britânicas solteiras passaram a ter acesso legal à pílula. O recurso já existia no país desde 1961, mas, em uma tentativa insolente de engenharia social, era liberado apenas para mulheres casadas. O Estado não queria incentivar a liberdade sexual feminina em geral. A situação era ainda mais severa na vizinha Irlanda, onde todo tipo de contracepção era proibido por lei. Durante o mestrado, conheci Annie, uma irlandesa de meia-idade que trabalhava na cantina da União dos Estudantes. A irmã dela ainda morava na Irlanda e já era mãe de oito filhos. Sempre que ia visitá-la, Annie levava cartelas de anticoncepcionais. Depois de algum tempo sem engravidar, a irmã de Annie foi confrontada pelo vigário da sua paróquia e, cheia de culpa, confessou o "pecado". A reação do padre foi proibi-la de participar da missa até que parasse de usar a pílula. A irmã obedeceu e acabou tendo mais dois filhos – crianças que, obviamente, o padre não se ofereceu para ajudar a criar. Na Irlanda, a contracepção só foi legalizada nos anos 1980. Ironicamente, é hoje um país que tem algumas das políticas sociais mais progressistas da Europa.

Muitos fatores levaram à redução da fecundidade em todo o mundo: a urbanização (que transforma filhos em custo, e não em força de trabalho), a educação das mulheres e sua inserção no mercado de trabalho, além do amplo acesso a métodos contraceptivos eficazes. Houve também, é verdade, práticas coercitivas, como programas de esterilização promovidos por organizações não governamentais (ONGs) estrangeiras, nem sempre de maneira ética, principalmente entre os mais pobres. Já no Brasil, o marketing social teve grande peso. Novelas de televisão popularizaram o ideal da família pequena e de classe média.

Quando a taxa de fecundidade cai abaixo de 2,1 filhos por mulher, a população começa a diminuir (esse 0,1 serve para compensar mortes infantis inevitáveis). Em países com alta mortalidade infantil, o número pode ser ainda maior. A Organização das Nações Unidas (ONU) projeta que a população mundial atinja o pico em 2080, com mais de 10 bilhões de pessoas,[27] mas alguns estudos indicam que esse pico pode ocorrer antes. Depois começará a cair. Estima-se que a China, por exemplo, perderá metade de sua população atual até 2100.

O Brasil atingirá seu pico populacional (em torno de 220 milhões) na década de 2040. Hoje, a população ainda cresce um pouco porque mulheres nascidas nas décadas de 1980 e 1990 continuam tendo filhos. No entanto, o número de idosos brasileiros segue aumentando e deve dobrar até 2050, passando de 33 milhões em 2025 (15,5% da população) para 68 milhões (31%).[28]

A chamada "revolução da longevidade" enfrenta limitações. Estávamos acostumados a um aumento da expectativa de vida ao nascer (EVN) baseado em um passado no qual o controle das mortes precoces, causadas por doenças infecciosas que acometiam crianças e jovens adultos, foi consolidado nos países mais desenvolvidos. Iniciada pelos Estados Unidos, e agora observada em diversos países europeus, há uma desaceleração significativa no crescimento da expectativa de vida, mesmo com a mortalidade por doenças crônicas não transmissíveis diminuindo a um ritmo duas vezes mais rápido do que a maioria dos especialistas previa. Na minha opinião, a ideia de que "a pessoa que viverá 150 anos já nasceu" é apenas uma especulação com pouca fundamentação científica, ou talvez uma exceção que não justifica a regra.[29]

A revolução da longevidade gerou previsões sombrias de colapso econômico e social. No entanto, o envelhecimento, por si só, não é o problema. O que gera custos insustentáveis são o manejo inadequado de doenças crônicas, a medicalização excessiva do fim da vida, as tecnologias na área da saúde de alto custo (por vezes utilizadas de modo supérfluo e ineficaz), a exclusão do mercado de trabalho e a falta de uma cultura do cuidado. O advento de vidas mais longas é uma das maiores conquistas sociais dos últimos cem anos, mas, se não nos prepararmos, pode também se tornar um grande revés. E isso não faz sentido nenhum.

Capítulo 4

Repensando nosso curso de vida

Nossas experiências, sejam positivas ou negativas, são impactadas por nossas circunstâncias individuais. A pergunta que devemos fazer é: como aprendemos com o que está funcionando para que todos tenham a chance de prosperar?

Sociedade Real de Saúde Pública do Reino Unido, 2025

Como dividimos nosso tempo, quais papéis assumimos e como reagimos às situações ao longo da vida são fatores determinantes para nosso envelhecimento. Muitos dos nossos comportamentos individuais estão ligados às expectativas que temos sobre quantos anos ainda nos restam. Mas não se trata apenas das nossas escolhas. Os ambientes sociais e físicos em que vivemos oferecem (ou limitam) oportunidades para envelhecer de forma longeva e saudável. E ainda existe o poderoso fator do acaso. É evidente que gênero, cor da pele, histórico familiar, sexualidade, predisposições genéticas a certas doenças e contexto socioeconômico influenciam e moldam as oportunidades que teremos ao longo da vida.

Fatores que atuam antes mesmo do nosso nascimento já impactam nossa trajetória. Por isso, não é justo nem correto culpar uma pessoa, em geral, pelos problemas de saúde e sociais que enfrenta na velhice. Como aprendemos já em 1986 com a Carta de Ottawa de Promoção da Saúde da Organização Mundial de Saúde (OMS), saúde é criada e vivida no contexto do nosso cotidiano, a partir de tudo o que aprendemos, com o que trabalhamos, como nos divertimos e amamos. Como sempre digo, saúde não é simplesmente a ausência de doenças. Não podemos falar sobre velhice sem falar do processo de envelhecimento. Não podemos falar do processo de envelhecimento sem falar da experiência vivida. E não podemos falar da experiência vivida sem falar de privilégios e discriminações.

Muitos anos atrás, tive o privilégio de fazer um período sabático na Nova Zelândia e de conviver com profissionais de saúde de uma comunidade maori, no extremo norte do país. Em *te reo*, o idioma maori, a palavra "*mua*" pode significar tanto "passado" quanto "adiante". Isso transmite a ideia de que o passado está na nossa frente, nos guiando, e não atrás, como algo obsoleto.

O Brasil é um país que foi construído com base em inúmeras negações. Nossa segregação racial pode não ter as mesmas características do *apartheid* da África do Sul ou da discriminação que ocorre nos Estados Unidos, mas isso não torna nossa sociedade menos racista. Quão longe estamos de eleger um Mandela ou um Obama como presidente? Terminada a escravidão, não houve aqui políticas de integração ou de promoção da cidadania plena dos escravizados, seja por meio da educação, seja por meio da distribuição de terras ou do acesso a trabalho digno. Pelo contrário, a política de branqueamento promovida pelo Estado foi uma tentativa eugênica de "embranquecer" a população brasileira através da imigração direcionada, que recrutou pessoas de pele mais clara e aprofundou ainda mais as desigualdades para os brasileiros de pele mais escura.

Quando meu pai desembarcou no Rio de Janeiro em 1926, aos 16 anos, como um imigrante branco que nem sequer falava português, teve acesso imediato à cidadania que era negada à maioria dos brasileiros pretos e pardos à sua volta. Hoje discutimos calorosamente sobre ações afirmativas, mas o Brasil sempre as teve: só que sempre foram ações afirmativas para brancos. Nosso abismo racial na distribuição de riqueza nasceu cedo na nossa história e continua muito vivo. No Brasil, trabalhadores brancos ganham em média 75% mais do que trabalhadores negros.[30] Mantendo o ritmo atual, a equiparação salarial só deve acontecer em 2089. A triste realidade é que as oportunidades de acumular patrimônio, inclusive em termos de saúde, foram historicamente negadas às pessoas negras.

A escritora e ativista neozelandesa Dama Marilyn Joy Waring diz que, quando uma pessoa ou um povo é historicamente submetido a desvantagens sociais acumuladas de forma sistêmica, a igualdade não pode ser alcançada apenas com tratamento igualitário.[31] Nesse sentido, a Organização Pan-Americana da Saúde (OPAS) recomenda que o Brasil promova políticas públicas que tratem a etnia como determinante social de saúde. Estudos mostram que a discriminação racial gera um desgaste fisiológico, prejudicando o funcionamento biológico do corpo, o que inclui o encurtamento dos telômeros celulares.[32] Essas estruturas, localizadas nas extremidades dos cromossomos, protegem nosso DNA e evitam que ele se degrade ou se funda com outros cromossomos durante a divisão celular. Quando se encurtam, aceleram o envelhecimento, ou seja, na prática, o racismo gera níveis tão altos de estresse que fazem com que as células envelheçam mais rápido.

Pessoas negras no Brasil não apenas vivem menos, como sofrem mais com doenças respiratórias e renais ou condições crônicas como diabetes e hipertensão. Também são mais frequentes entre as pessoas negras os casos de mortalidade materna, hanseníase, tuberculose, doença de Chagas e infecções sexualmente transmissíveis, como a HIV/aids.[33] Para os brasileiros afrodescendentes, especialmente os de pele mais escura, a velhice chega acompanhada de uma vida inteira de estressores raciais e suas consequências físicas e mentais. O racismo e o colorismo se sobrepõem e se renovam a cada experiência discriminatória. E, como em outros lugares, o racismo brasileiro cruza com o sexismo, o capacitismo, o classismo e a LGBTfobia. E agora cruza também com o mais recente tabu a emergir: o idadismo.

Além disso, estudos mostram que existe uma hierarquia de acesso a serviços de saúde e assistência social baseada na cor da pele. São práticas tão absurdamente racistas que custa até acreditar. Quando eu era estudante de Medicina, ouvi de um professor que uma mulher negra não precisava de anestésico para passar por algo que, na maioria dos casos, configura uma violência obstétrica: a episiotomia. Trata-se de um corte cirúrgico feito no períneo durante o parto, uma medida que não é considerada essencial para a maioria dos partos normais, que prejudica a recuperação da mulher e que, de acordo com a OMS, jamais deve ser rotineira ou ser realizada sem autorização da paciente. Pois era rotina, sim, no meu tempo de estudante nos anos 1960. Um ato em si brutal, quanto mais sem anestesiar a região a ser cortada, muito menos sem consentimento. Ao questionar, ouvi que "os negros sentem menos dor que nós".

Quando fui para o Reino Unido fazer pós-graduação, fiquei surpreso ao descobrir que a descriminalização da homossexualidade masculina havia ocorrido pouco antes, em 1967, muitos anos depois da morte do escritor, poeta e dramaturgo irlandês Oscar Wilde (1854-1900). Em 1895, Wilde foi condenado a dois anos de prisão por atos homossexuais, em decorrência de seu relacionamento com Lorde Alfred Douglas (1870-1945), poeta e jornalista, autor do poema "Two Loves" (1894), cujo verso final foi citado por

Wilde durante seu julgamento: "*I am the love that dare not speak its name*" ["Sou o amor que não ousa dizer seu nome"].

No Brasil, nunca existiu uma lei que criminalizasse explicitamente os relacionamentos homossexuais, mas isso não nos tornou mais tolerantes. Pode-se até argumentar que, em países onde a discriminação era mais formalizada, foi mais fácil avançar, pois os marcos da desigualdade eram mais visíveis. As pessoas idosas LGBT+ de hoje viveram sua juventude em um Brasil abertamente preconceituoso, onde *bullying*, agressões e violências eram rotina; ainda hoje, nosso país está entre os que registram os maiores índices de violência contra grupos LGBT+.[34]

Quem são essas pessoas, onde elas estão e como vivem? É o que questiona Luis Baron, presidente da Associação Eternamente Sou: "As vidas das velhices LGBT+ se encontram em um lugar onde não costumam ser vistas, ouvidas, muito menos apoiadas; ouvir os relatos dessas pessoas 'invisíveis' mostra vivências que vão muito além de histórias do passado. Elas são presentes e futuras; só há invisibilidade quando nosso olhar está embaçado".[35] O isolamento, a insegurança e a dúvida sobre si muitas vezes levavam essas pessoas a comportamentos autodestrutivos. Como descreveu o escritor João Silvério Trevisan, suas existências eram, por si só, um ato de rebeldia, pois "confirmavam a incerteza, abriam espaço para a diferença e simbolizavam a contradição".[36]

Hoje, apesar de alguns avanços rumo ao mundo sonhado pelo educador e filósofo pernambucano Paulo Freire (1921-1997), "um mundo em que seja menos difícil amar",[37] o sistema brasileiro de saúde e assistência social ainda é essencialmente heteronormativo. Pessoas LGBT+ de todas as idades continuam expostas a estressores específicos e a taxas mais altas de várias doenças crônicas. Mas é preciso manter a esperança. Como dizia Freire, "esperançar é se levantar, esperançar é ir atrás, esperançar é construir, esperançar é não desistir! Esperançar é levar adiante, esperançar é juntar-se com outros para fazer de outro modo".[38]

Um curso de vida mais complexo

Por quase toda a história da humanidade, a trajetória de vida das pessoas foi simples e dura. Nas sociedades pré-industriais, a infância era curta: muitas crianças frequentavam a escola apenas até a puberdade (ou nem isso) e logo assumiam responsabilidades adultas. Ainda muito jovens, começavam a trabalhar na agricultura ou em ofícios transmitidos de geração em geração: carpintaria, marcenaria, serralheria, costura, pequenos serviços domésticos. As mulheres, além de trabalharem em casa e no campo, acumulavam desde cedo a enorme responsabilidade de cuidar das crianças, dos idosos e de parentes doentes.

A velhice, quando chegava, era geralmente associada à incapacidade e à dependência. Poucos alcançavam idades avançadas, e aqueles que conseguiam eram valorizados por sua experiência acumulada: o tempo certo de plantar e colher, as técnicas de sobrevivência, a sabedoria prática de uma vida vivida em condições precárias. Viver muito era privilégio raro, quase uma exceção.

Essa realidade começou a mudar no fim do século XIX, com uma decisão política que transformaria a relação da sociedade com a idade. Em 1889, na Alemanha, o chanceler Otto von Bismarck introduziu o primeiro sistema nacional de aposentadoria: uma pequena pensão paga a trabalhadores a partir dos 70 anos de idade. À primeira vista, parecia um benefício limitado, já que a expectativa de vida masculina estava abaixo dos 40 anos. Mas o impacto cultural foi enorme: pela primeira vez, deixou-se de associar o fim do trabalho apenas à incapacidade física e mental, e a idade cronológica passou a ser usada como marcador social.

Nos países industrializados, esse modelo rapidamente se espalhou e criou uma nova forma de organizar o curso de vida. Para os homens assalariados, consolidou-se um padrão: infância e juventude voltadas ao aprendizado até o fim da adolescência (se tanto), um longo período de trabalho (muitas vezes para o mesmo empregador) e uma aposentadoria curta, já que poucos viviam muito após deixar a força de trabalho. O gráfico a seguir mostra essa divisão de fases da vida:

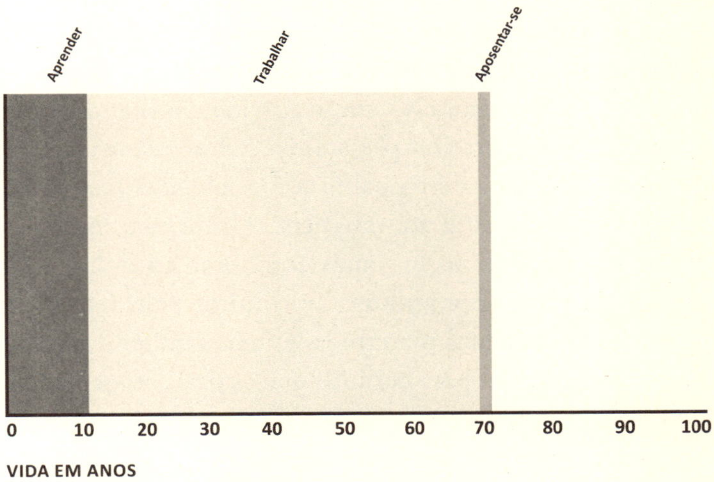

Curso de vida na era Bismarck

Para as mulheres, que em grande parte não estavam no mercado formal, o curso de vida foi diferente: a "aposentadoria" era menos definida, ocorrendo quando os filhos deixavam o lar, mas a responsabilidade pela casa e pelo cuidado familiar permanecia até o fim da vida. Esse arranjo histórico deixou marcas profundas e ainda hoje explica por que tantas mulheres idosas vivem em situação de vulnerabilidade econômica.

A partir do século XX, com o aumento da expectativa de vida, a consolidação dos sistemas de previdência e a ampliação da escolarização, esse modelo se difundiu no mundo todo, incluindo o Brasil. Ficou conhecido como o curso de vida em três estágios: aprender, trabalhar e aposentar-se. Ele ajudou a estruturar nossas instituições, nossas políticas e até nossa imaginação coletiva sobre como deveria ser a vida. Mas, na realidade, foi sempre um modelo parcial, pensado sobretudo para homens, trabalhadores formais e países ricos.

Hoje, esse curso de vida linear está em transformação. O aumento da longevidade, as mudanças tecnológicas e a crescente participação feminina no mercado de trabalho tornaram o modelo clássico insustentável. A vida se tornou mais longa e complexa. O emprego vitalício praticamente desapareceu. As carreiras passaram a se fragmentar em períodos intercalados de requalificação, cuidados familiares, trabalho autônomo e até sabáticos. Homens e mulheres negociam agora de forma mais equilibrada a divisão das responsabilidades domésticas. Em muitos países, licenças parentais (não apenas maternidade, mas também paternidade) foram criadas para permitir que os pais compartilhem o cuidado dos filhos.

Além disso, a aposentadoria deixou de ser vista apenas como o "fim da linha". Em sociedades desenvolvidas, tornou-se um período mais longo e valorizado, muitas vezes associado a lazer, voluntariado, novos estudos e projetos pessoais. Em alguns países, como Reino Unido, Canadá, Austrália e Estados Unidos, a idade de aposentadoria compulsória chegou a ser abolida. Em outros, ela foi elevada, acompanhando o aumento da expectativa de vida. Em todos os casos, a transição para a aposentadoria se tornou mais gradual e flexível, muitas vezes combinando trabalho em tempo parcial, consultoria, empreendedorismo ou atividades comunitárias.

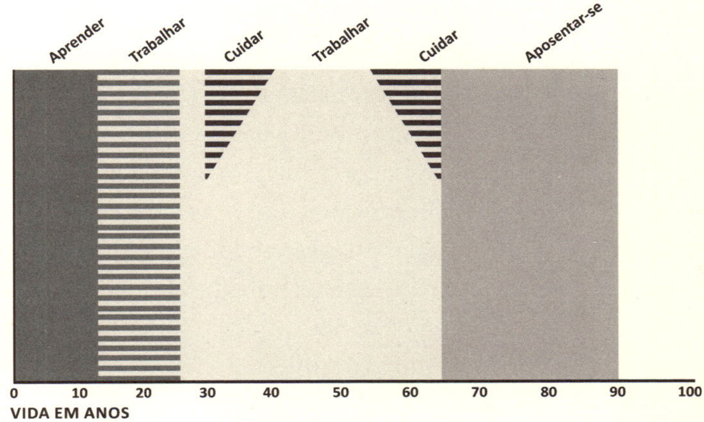

Curso de vida dos homens hoje

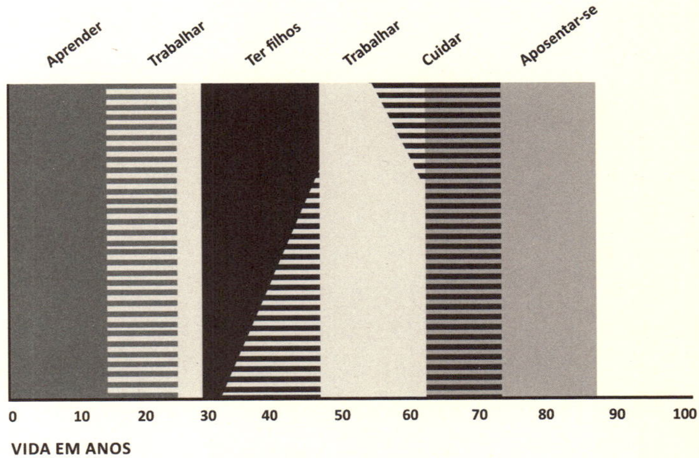

Curso de vida das mulheres hoje

A situação é bem diferente em países de baixa renda, onde grande parte da população continua no setor informal, sem direito a pensões ou benefícios. Nessas sociedades, homens e mulheres trabalham enquanto podem, e a velhice continua a ser definida pela incapacidade física, pela dependência e, muitas vezes, pela pobreza. A desigualdade entre países e dentro deles faz com que a revolução da longevidade seja vivida de formas muito distintas.

Outro aspecto importante é que a longevidade está mudando a estrutura familiar e as relações entre gerações. Hoje, mais gerações convivem ao mesmo tempo – bisavós, avós, pais, filhos, netos –, mas cada geração é menos numerosa. Essa convivência intergeracional traz novos desafios, mas também novas oportunidades: jovens e idosos frequentando as mesmas universidades, colegas de trabalho de idades muito diferentes ocupando cargos semelhantes, famílias reconfiguradas pela maior longevidade feminina. Essa sobreposição de idades pode ajudar a reduzir preconceitos e estereótipos, já que aproxima experiências antes isoladas.

Com vidas mais longas, também passamos a tomar decisões diferentes. As escolhas sobre educação, poupança, carreira e até relacionamentos são influenciadas pela percepção que temos do tempo de vida que ainda nos resta. Subestimar a duração da velhice pode levar a planejamentos insuficientes, enquanto reconhecê-la como fase longa e cheia de possibilidades nos ajuda a investir melhor em saúde, aprendizado contínuo e redes de apoio.

Tudo isso aponta para um futuro em que o curso de vida será cada vez mais individualizado e flexível. O aprendizado não estará restrito à juventude, mas se estenderá por toda a vida. O trabalho não será mais uma carreira única e contínua, mas um mosaico de experiências, projetos e fases. A aposentadoria não será um momento abrupto de ruptura, e sim um processo gradual, intercalado com novas atividades. O lazer deixará de ser concentrado apenas no fim da vida, passando a se distribuir de forma mais equilibrada entre as etapas.

Estamos entrando em uma era em que as fases da vida deixam de ser rígidas e cronologicamente determinadas para se tornarem mais fluidas, negociadas e personalizadas. Isso exigirá não apenas políticas públicas mais inteligentes em saúde, previdência, educação e urbanismo, mas também uma mudança cultural profunda: aceitar que cada pessoa terá um curso de vida próprio, com escolhas, pausas, retomadas e ritmos diferentes.

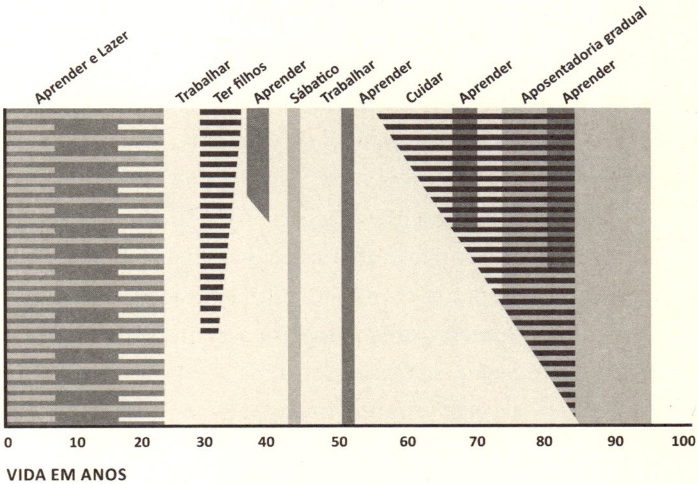

Curso de vida dos homens no futuro

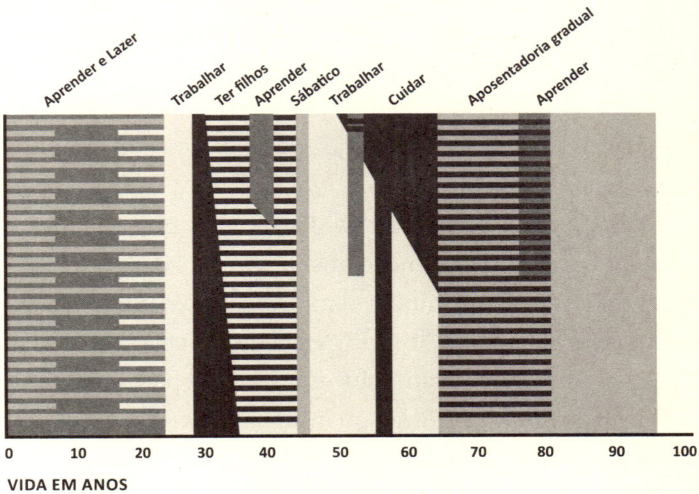

Curso de vida das mulheres no futuro

Como dizia Maggie Kuhn (1905-1995), fundadora do movimento Gray Panthers [Panteras Cinzentas] – um grupo de combate à discriminação a pessoas idosas, criado nos Estados Unidos em 1970 –, estamos, de certa forma, experimentando hoje o nosso futuro. A revolução da longevidade não é uma promessa distante: já está acontecendo, e cabe a nós, como indivíduos e como sociedade, reinventar o curso da vida para que possamos florescer em todas as idades.

Gerontolescência

A ideia de "adolescência" só se consolidou depois da Segunda Guerra Mundial. Antes, a passagem da infância para a vida adulta era abrupta. A minha geração, a dos *baby boomers* do pós-guerra, foi a primeira a ganhar um tempo a mais: mais educação, mais saúde, mais oportunidades para experimentar, brincar e amar antes das responsabilidades adultas. Agora, nós, *baby boomers* idosos, estamos inventando mais uma nova fase: a gerontolescência, um estágio de transição entre a idade adulta e a tal da "velhice", marcado mais por atitudes e funcionalidades do que pela idade cronológica. Nós, gerontolescentes, somos mais saudáveis, mais instruídos, mais rebeldes e mais exigentes do que qualquer geração anterior de idosos. Estamos reinventando o jeito de viver e de enxergar a velhice.

Enquanto a adolescência dura cinco ou seis anos, a gerontolescência dura muito mais: são décadas inteiras. É bastante tempo para chutar o balde, virar a mesa, ousar, experimentar, se rebelar. Sou da geração que ia para o quarto com a namorada ou o namorado e trancava a porta, deixando os pais sem reação. Agora, quando saímos para paquerar, namorar, viajar em boa companhia ou gritar por nossos direitos, são os filhos e netos que não sabem o que dizer.

Não podemos pensar que idosos formam um grupo homogêneo, esse é um equívoco que facilita a marginalização. Na realidade, somos mais diferentes entre nós do que os jovens são entre si; afinal, tivemos mais tempo para acumular experiências únicas. O processo de envelhecimento é um só: começa ainda na juventude, atinge o ápice funcional na casa dos 20 anos e depois segue seu curso. Não nos tornamos outras pessoas ao envelhecer: apenas nos tornamos mais nós mesmos, com todas as nossas forças e vulnerabilidades.

O escritor austríaco Stefan Zweig (1881-1942), muito popular nos anos 1920 e 1930, veio morar no Brasil antes da Segunda Guerra para escapar das perseguições nazistas e afirmou que era "o país do futuro". Para muitos brasileiros, no entanto, ainda é um país do passado. Enquanto o mundo colhe os frutos da Quarta Revolução Industrial, muitos de nossos cidadãos ainda não usufruíram sequer dos ganhos da Primeira. Para muitos, a força física continua sendo a única ferramenta de sobrevivência. E assim seguimos, entre um passado que ainda aprisiona tantos a vidas precárias e inseguras e um futuro que não parece cumprir suas promessas.

Apesar dos altíssimos índices de mortes evitáveis, felizmente o óbito no Brasil está, como deveria ser, cada vez mais concentrado na velhice. Morremos mais velhos, e o conceito de uma boa morte é viver com qualidade até o último suspiro. Porém, o processo de morrer, assim como o de viver, permanece profundamente desigual.

Rita

Em uma cidadezinha sem grandes atrativos no interior de Pernambuco, Rita teve que se virar sozinha desde muito pequena. Perdeu a mãe aos 6 anos, e o pai, dependente de álcool, não fazia ideia de como cuidar dos muitos filhos. Quando tinha 8 anos, Rita foi adotada por uma família com um pouco mais de condições financeiras, mas, aos 11, ela percebeu que era só uma questão de tempo até começar a ser assediada pelos adolescentes da casa. Então fugiu.

Sobreviveu como pôde. Aos 16 anos, casou-se com um homem que também bebia, e tiveram quatro filhos. Aos 22, Rita já não conseguia sustentar as crianças, então partiu para o Rio de Janeiro, onde conseguiu emprego como empregada doméstica e mandava quase tudo o que ganhava para os filhos. O mais velho foi o primeiro a segui-la para o Rio. Como tantos outros jovens sem muitas oportunidades, acabou sendo atraído para o mundo do crime. Hoje está preso, acusado de envolvimento em um assassinato. As duas filhas adolescentes foram as próximas. Pouco tempo depois, a mais velha engravidou. Sem preparo nenhum para a maternidade, coube a Rita assumir o papel de mãe do neto, Joãozinho. O mais novo dos filhos ficou em Pernambuco por mais alguns anos, criado por uma prima a quem ele chamava de "mãe", mas, por fim, também seguiu os irmãos para o Rio. Foi assassinado na favela onde Rita mora até hoje. Ninguém jamais foi responsabilizado pelo crime.

Apesar de todas as tragédias que enfrentou, Rita nunca se deixou amargar. Trabalhou duro e conquistou o respeito e o carinho dos patrões. Quando surgiu a chance de comprar um apartamento, eles ajudaram com o dinheiro. Mas o imóvel novo, escolhido porque era o que cabia no bolso, ficava em um loteamento irregular. Depois de três anos vivendo lá, os primeiros em que experimentou um pouco de verdadeira felicidade, Rita começou a notar rachaduras nas paredes. Chamaram as autoridades, e o prédio inteiro foi condenado. Todos os moradores jamais receberam qualquer indenização. Hoje, apesar dos problemas de saúde, Rita está de volta à favela e dedica a vida a cuidar do Joãozinho, que recebeu o diagnóstico de transtorno do espectro autista ainda pequeno. Gostaria de dizer que a história da Rita é uma exceção. Mas não é.

Capítulo 5

Envelhecimento Ativo, cidadania ativa

O que me surpreende é a impressão de não ter envelhecido, embora eu esteja instalada na velhice. O tempo é irrealizável. Provisoriamente o tempo parou para mim. Provisoriamente. Mas não ignoro as ameaças que o futuro encerra.

Simone de Beauvoir, filósofa francesa (1908-1986)

O Marco Político do Envelhecimento Ativo (MPEA) é uma contribuição do Departamento de Envelhecimento e Curso de Vida da Organização Mundial de Saúde (OMS) às políticas de saúde debatidas durante a Segunda Assembleia Mundial sobre Envelhecimento, realizada em abril de 2002, em Madri, na Espanha. Foi resultado de um longo processo de desenvolvimento com participação da Faculty of Community Health do Reino Unido, da Agência de Saúde Pública do Canadá, da Associação Internacional de Geriatria e Gerontologia, do Instituto de Mayores y Servicios Sociales (Imserso) da Espanha, entre muitos outros parceiros.[39]

Esse documento redefiniu, de forma categórica e em nível global, o entendimento do envelhecimento populacional com grande impacto na formulação de políticas públicas.

Mas também teve, e continua tendo, impacto sobre como as pessoas passaram a encarar o próprio processo de envelhecimento. O conceito de Envelhecimento Ativo se firmou rapidamente como a principal resposta mundial ao envelhecimento das populações, e o MPEA segue sendo até hoje o documento central de referência da OMS sobre o tema.

O MPEA estabeleceu pela primeira vez uma abordagem de curso de vida para o envelhecimento, baseada no modelo de promoção da saúde. Ele se inspirou fortemente na já citada Carta de Ottawa sobre Promoção da Saúde, da OMS, de 1986, que afirma que "os pré-requisitos e as perspectivas para a saúde não podem ser garantidos apenas pelo setor da saúde". Também teve como referência a Declaração de Brasília da OMS sobre o Envelhecimento, de 1996, que destacou que "idosos saudáveis são um recurso para suas famílias, comunidades e para a economia".[40]

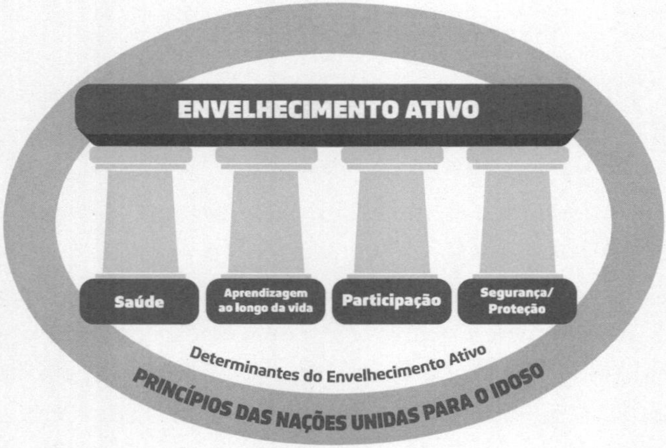

Pilares do Envelhecimento Ativo

O Envelhecimento Ativo ampliou o foco das políticas públicas para além da saúde, da assistência social e da economia, incluindo áreas como participação social, aprendizado ao longo da vida e desenvolvimento comunitário, ou seja, cidadania ativa. Voltado tanto para indivíduos quanto para grupos populacionais, o Marco Político da OMS definiu Envelhecimento Ativo de forma clara: é o processo de otimizar oportunidades de saúde, participação e segurança para melhorar a qualidade de vida à medida que as pessoas envelhecem.[41]

O conceito de Envelhecimento Ativo propõe uma visão ampla de saúde, aplicável a todas as fases da vida, indo além do foco predominante no corpo envelhecido. Valoriza atividades significativas de todos os tipos (sociais, econômicas, culturais, espirituais e cívicas) e não apenas a boa forma física ou a extensão da vida profissional. Os objetivos passaram a ser preventivos, restaurativos e paliativos, buscando responder às necessidades e aos desejos das pessoas com diferentes níveis de capacidade e recursos. Garantir qualidade de vida para quem não pode recuperar a saúde ou a funcionalidade é visto como tão importante quanto promover a saúde de quem pode.

Prevenção de doenças e gestão da saúde continuam sendo importantes, mas foi incluído um chamado para que, em todas as fases da vida, as pessoas passem a desenvolver ferramentas intelectuais, emocionais e sociais adequadas à sua realidade. O novo modelo propõe não apenas o fortalecimento do letramento em saúde, mas também o letramento tecnológico, ambiental, financeiro e cívico em todas as idades. O objetivo é interromper o acúmulo de riscos ao longo da vida e promover a melhor proteção possível. Em linha com o lema da promoção da saúde, a ideia é fazer com que as escolhas mais saudáveis sejam mais fáceis para todos. Assim, o Envelhecimento Ativo está centrado na busca da resiliência e valoriza a construção dessas capacidades tanto no plano individual quanto coletivo.

O MPEA destaca o valor, tão frequentemente ignorado, das pessoas idosas, procurando reconhecer que, mesmo os mais frágeis e vulneráveis, podem ser contribuintes ativos, além de beneficiários. Isso representa uma mudança de direção, saindo de uma abordagem baseada em necessidades e que vê os idosos como receptores passivos para uma abordagem baseada em direitos, que os reconhece como cidadãos empoderados. O documento afirma o direito de todas as pessoas à igualdade de oportunidades e de tratamento em todas as dimensões da vida, à medida que envelhecem.

A proposta é ir além da simples escuta, buscando corrigir desequilíbrios de poder e promover uma participação ampla nas decisões que afetam a vida das pessoas. O MPEA está em consonância com um dos lemas adotados pelo movimento global pelos direitos das pessoas com deficiência: "Nada sobre nós, sem nós". No centro dessa abordagem está o compromisso com proteção, segurança e dignidade, sempre com base no reconhecimento dos direitos ao longo de toda a vida. A insegurança passa a ser reconhecida como fator que compromete a saúde física, o bem-estar emocional e o tecido social.

A expressão "Envelhecimento Ativo" foi escolhida porque, dentro das limitações da linguagem, a palavra "ativo" transmite um senso de inclusão maior do que opções como "saudável", "bem-sucedido", "produtivo" ou "positivo". O termo não foi pensado para se referir apenas à atividade física ou à permanência no mercado de trabalho. "Envelhecimento Saudável", por exemplo, soaria mais restritivo: uma pessoa pode ter doenças como diabetes, hipertensão, condições osteomusculares ou neurodegenerativas e ainda assim ser ativa, segundo os valores implícitos no MPEA. O Envelhecimento Ativo se aplica a pessoas de todas as idades, desde as mais frágeis e dependentes de cuidados, até aquelas com alta capacidade funcional. É um plano que estabelece objetivos para saúde, participação e segurança, pois os três estão profundamente interligados.

Como conceito e ferramenta pública, o Envelhecimento Ativo continua evoluindo em resposta às mudanças sociais e políticas. Desde sua publicação em 2002, temas como prolongamento da vida profissional, aprendizado ao longo da vida, cuidados paliativos, desigualdades de raça, gênero e sexualidade, legislações sobre direitos das pessoas idosas e o papel dos idosos em emergências climáticas ganharam mais destaque. Pesquisas continuam surgindo, e um volume significativo de estudos vem sendo publicado com base nos princípios do Envelhecimento Ativo. Em 2016, o Centro Internacional da Longevidade Brasil (ILC-Brasil) propôs uma versão expandida do marco da OMS, incorporando à definição um quarto pilar, o aprendizado ao longo da vida, como mostra a figura anterior. Os pilares fundamentais do Envelhecimento Ativo serão discutidos nos próximos capítulos.

Mudando os paradigmas

Em 1994, quando fui entrevistado para dirigir o programa global da OMS sobre saúde do idoso, me perguntaram por que eu queria o cargo. Minha resposta surpreendeu os entrevistadores: "Eu não quero dirigir o Programa Global sobre Saúde do Idoso. Os idosos não existem isoladamente, não devem ser analisados dessa forma. Não nos tornamos uma pessoa diferente quando envelhecemos; nos tornamos mais da mesma pessoa que sempre fomos. O envelhecimento não está restrito apenas à velhice. Um programa global não deve tratar apenas dos idosos de hoje. Deve tratar também dos jovens de ontem, dos jovens de hoje e dos idosos de amanhã, e de tudo mais que existe entre esses momentos. Velhice não é uma patologia".

Consegui o cargo. Meu primeiro ato foi mudar o nome do programa para Programa Global de Envelhecimento e Curso de Vida (depois alçado ao nível de departamento), sinalizando uma mudança fundamental de rumo. Nunca antes tinha sido articulada uma abordagem de curso de vida para o envelhecimento, seja em nível internacional, seja nacional. Em quase todo lugar, a velhice, quando considerada, era vista de forma compartimentalizada e com um foco predominantemente biomédico.

Capítulo 6

Pilares do Envelhecimento Ativo: Saúde

Saúde é criada e vivida pelas pessoas no contexto de seu dia a dia – onde vivem, aprendem, trabalham, brincam e amam.

Carta de Ottawa, OMS, 1986

A saúde (ou a boa saúde) é mais um processo dinâmico do que um estado fixo. É, sem dúvida, um dos fatores que mais influenciam a qualidade de vida. O conceito de saúde varia conforme o contexto e a sociedade. Como já comentei, pouco tempo depois de eu nascer, a recém-criada Organização Mundial de Saúde (OMS) estabeleceu, em 1948, uma definição moderna de saúde, que seria "mais do que apenas a ausência de doença ou enfermidade" e incluiria bem-estar físico, mental e social. Quase quarenta anos depois, em 1986, ocorreu a primeira conferência internacional sobre promoção da saúde, após três anos de consultas. O resultado – a Carta de Ottawa para Promoção da Saúde – foi um marco na saúde pública global e na minha trajetória profissional. Foi um privilégio participar desse processo.

A Carta apontou os pré-requisitos para a saúde: paz, moradia, educação, renda, ecossistema estável, recursos sustentáveis, justiça social e equidade. No documento, a promoção da saúde foi definida de forma clara como o processo de capacitar as pessoas para que tenham maior controle sobre sua saúde e para que possam melhorá-la. Afirma também que, para alcançar um estado ideal de bem-estar físico, mental e social, os indivíduos ou os grupos devem poder realizar seus objetivos, satisfazer suas necessidades e se adaptar ou transformar seu ambiente. Era uma visão de saúde como empoderamento tanto individual quanto coletivo.

A Carta de Ottawa propôs uma abordagem sistêmica para a saúde e identificou três estratégias principais de promoção da saúde:

- Advocacia por ambientes favoráveis à saúde;
- Mediação entre interesses diversos da sociedade para promover a saúde;
- Capacitação para garantir acesso equitativo a recursos e informações em saúde.

Com base nessas estratégias, foram definidas cinco ações:

- Criar políticas públicas saudáveis;
- Criar ambientes de apoio;
- Fortalecer ações comunitárias;
- Desenvolver habilidades pessoais;
- Reorientar os serviços de saúde.

Essa nova visão de saúde pública me impulsionou a criar o primeiro curso de mestrado em promoção da saúde, lançado na London School of Hygiene & Tropical Medicine em 1990. Essa experiência foi a base para depois estruturarmos o Departamento de Envelhecimento e Curso de Vida da OMS

(1995), o Marco de Envelhecimento Ativo (2002) e o Guia de Cidades e Comunidades Amigas da Pessoa Idosa (2007).

Aumentar os anos de vida é importante, mas dar qualidade a esses anos é igualmente fundamental. Envelhecer com saúde precária é um prêmio vazio. Até a pandemia de Covid-19, a expectativa de vida saudável ao nascer (*Healthy Life Expectancy*, ou HALE, na sigla em inglês) vinha aumentando no mundo, embora em ritmo mais lento do que a expectativa de vida ao nascer (*Life Expectancy at Birth*, ou LEB, na sigla em inglês). Em outras palavras: as pessoas estavam vivendo mais, mas não necessariamente melhor. A pandemia interrompeu esse progresso e reverteu o aumento da LEB em quase uma década; mas no Brasil, cinco anos depois, a expectativa de vida total já havia retornado aos níveis pré-pandêmicos. Ainda é cedo para dizer se a expectativa de vida saudável também voltou ao nível anterior, especialmente por causa dos impactos da pandemia na saúde mental e de casos de Covid-19 longa ou de sequelas permanentes ocasionadas pelo vírus.

Importante assinalar que avanços ou retrocessos em saúde acontecem em velocidades diferentes entre os países. Isso demonstra duas coisas: primeiro, que melhorar é possível; segundo, que o fator decisivo não é a riqueza ou o gasto nacional com saúde, mas sim as políticas, instituições e infraestruturas sociais. Nos Estados Unidos, por exemplo, tanto a LEB quanto a HALE caíram mais do que em outros países de renda semelhante. Ou seja, em um dos países mais ricos e que mais gasta com saúde, as pessoas estão morrendo mais cedo e adoecendo mais jovens.

Como mencionei, o Marco Político do Envelhecimento Ativo está alicerçado em quatro pilares fundamentais, e a saúde é o primeiro deles. Pessoas que envelhecem de forma ativa procuram aprender continuamente sobre saúde e "investir" em saúde ao longo da vida. Se queremos viver muito e com qualidade, precisamos nos preparar e construir reservas; o mantra "Quanto antes melhor, mas nunca é tarde" se aplica bem aqui. Sempre é tempo, afinal o mais importante é você, "você importa porque é *você*, e importa até o último momento da sua vida", como diria Dama Cicely Saunders, médica e pioneira do movimento Hospice.

Ninguém está excluído, nem mesmo quem é muito frágil ou dependente. Mas claramente quem começa cedo a se preparar para uma longa vida, desejando gozá-la com saúde em sua perspectiva mais ampla, terá ganhos maiores do que aquele que só o faz muito mais tarde na vida. Ganhos, sempre os há, mas quanto mais cedo começamos a nos preparar para uma longa vida, maiores serão eles.

O comportamento individual, porém, é apenas parte do processo. O modelo de Envelhecimento Ativo propõe ações coletivas para remover barreiras ambientais à saúde (inclusive preconceitos estruturais) e promover ambientes que favoreçam escolhas saudáveis. É no espaço entre as boas escolhas individuais e as boas políticas públicas que acontecem os maiores avanços em saúde.

A perspectiva do curso de vida

A capacidade física humana atinge seu pico na vida adulta jovem. É nessa fase que o coração, os pulmões e os músculos estão no auge do desempenho. A partir daí, essa capacidade tende a diminuir, mas a velocidade da queda depende muito mais do estilo de vida e das condições externas (como ambiente, renda e acesso à saúde) do que da idade em si. Se essas condições são boas, o declínio é lento e a pessoa mantém sua funcionalidade por muitos anos. Isso leva a uma "compressão da morbidade", ou seja, a fase de adoecimento e dependência se concentra em um curto período antes da morte.

Por outro lado, se desde cedo a pessoa vive em condições ruins, ela pode nunca atingir sua capacidade funcional ideal e começará a declinar a partir de uma base já fragilizada. Esse declínio tende a ser mais rápido e cheio de doenças que poderiam ter sido evitadas, mas não o foram, levando a um maior risco de incapacidade precoce. Sem reabilitação, essa pessoa ficará mais doente e dependente por mais tempo – uma expansão de morbidade que poderia ter sido evitada.

O problema não é a idade cronológica em si. Pesquisas mostram que, no Brasil, fatores sociais e de saúde têm mais influência sobre a capacidade funcional e cognitiva do que a idade.[42] Um exemplo: estudos recentes mostram que o baixo nível de escolaridade é o principal fator de risco para demência em idosos brasileiros. Não só o analfabetismo, que ainda é alto entre os que têm mais de 60 anos, mas também o analfabetismo funcional – a incapacidade de ler e escrever com proficiência no dia a dia. Dado o alto índice de analfabetismo funcional entre jovens de hoje, é legítima a preocupação de que as taxas de demências como a doença de Alzheimer permaneçam altas no futuro.

Perder capacidade funcional pode ser evitado, retardado e até revertido com intervenções e boas decisões de planejamento. O "limite da dependência" é o ponto em que uma deficiência (como dificuldade de locomoção ou visão reduzida) transforma-se em dependência. Esse limite aumenta quando o ambiente é hostil: calçadas ruins, falta de transporte, semáforos mal colocados, pouca rede de apoio, barreiras econômicas. Reduzir esses obstáculos (por exemplo, melhorando a iluminação pública, oferecendo opções de mobilidade, investindo em segurança social e econômica) permite que as pessoas continuem ativas e incluídas na sociedade.

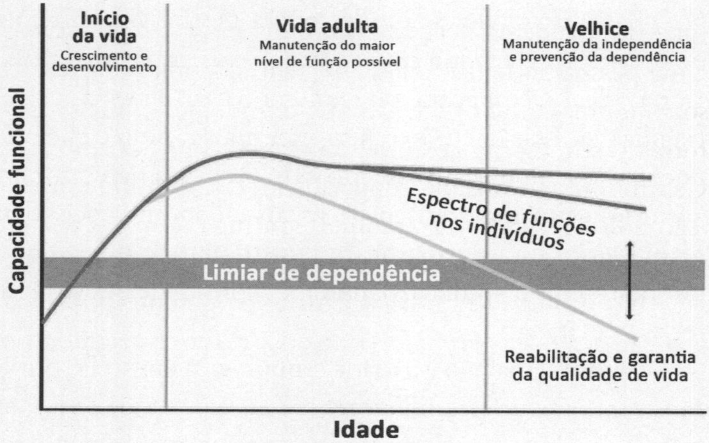

Abordagem do curso de vida em relação ao Envelhecimento Ativo

Na abordagem do Envelhecimento Ativo, as intervenções em saúde vêm de duas frentes – a modificação do estilo de vida e a adaptação do ambiente – sempre com o objetivo de manter as pessoas ativas o maior tempo possível. O "limiar da dependência", como mostrado no gráfico anterior, não é uma linha, mas uma faixa. Ou seja, uma mesma deficiência física, como uma artrose no joelho, pode ser um fator de dependência para pessoas cujo entorno físico ou social seja desfavorável, mas não necessariamente terá esse mesmo impacto em outras. É importante assinalar que o declínio da capacidade funcional à medida que envelhecemos pode ser desacelerado seja em nível individual (adotando estilos de vida mais saudáveis), seja comunitário, através de políticas públicas que sustentem o esforço individual, tornando as opções mais acessíveis, baratas e sustentáveis, como mostra a linha mais alta do gráfico anterior.

A melhoria da saúde deve continuar sendo buscada mesmo abaixo do limite da deficiência, pois sempre há oportunidades de mudança positiva. Mesmo quando há perda total de independência, a autonomia pode ser preservada. Uma pessoa pode não conseguir mais cozinhar ou se vestir sozinha, mas ainda pode decidir o que quer comer e qual roupa vestir. Como costuma dizer o escritor e membro do Centro Internacional de Longevidade (ILC-Brasil) Fernando Aguzzoli, "o direito de escolher continua com você, até o fim". E deve ser respeitado.

No mundo todo, o cuidado é o "parente pobre" da atenção à saúde. Na maioria dos países, ele é prestado por mulheres, muitas vezes não remuneradas ou mal pagas. E os recursos públicos seguem uma lógica invertida: embora a maior parte do cuidado aconteça em casa ou na comunidade, o maior investimento financeiro é feito em instituições.

Na figura a seguir, o tamanho das caixas representa o volume de cuidado fornecido na maioria das sociedades e é o inverso de onde a maior parte do apoio financeiro é dada na maioria das sociedades. Pouco dinheiro vai para o cuidado comunitário e quase nada para o autocuidado.

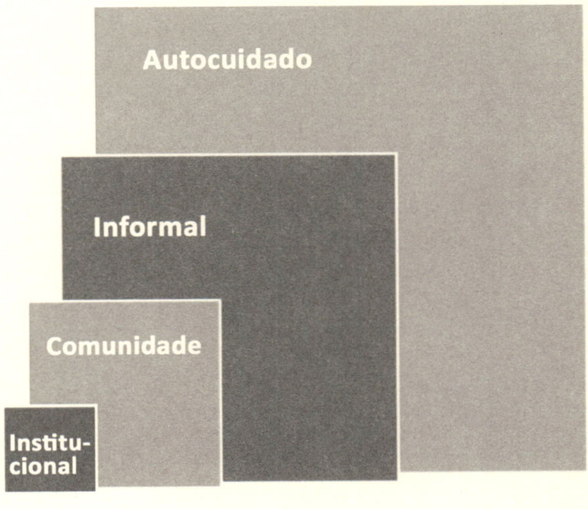

Dimensões do cuidado

Velhice não é doença

Sei que vou morrer velho porque velho já sou. Mas não morrerei "de velhice". Lembro que, quando o príncipe Philip, marido da rainha Elizabeth II, morreu em abril de 2021, aos 99 anos, sua certidão de óbito dizia que ele havia morrido de velhice. Mas ninguém morre de velhice. No caso dele, provavelmente uma condição cardiovascular, pois ele ficou internado para tratamento de um problema circulatório por mais de um mês antes de seu falecimento.

É certo que na velhice podemos nos tornar mais suscetíveis a certas doenças, mas isso também ocorre em outras fases da vida. Por exemplo, as crianças também enfrentam doenças como sarampo ou infecções respiratórias ou gastroentéricas, que podem levar à morte, mas ninguém diz que morreram "de infância". A idade cronológica, sozinha, é um marcador incompleto e pouco confiável de risco de doença. Não importa a idade, as pessoas sempre morrem de uma causa específica. O risco de algumas doenças é maior em determinadas faixas etárias, claro, mas não é, por si só, uma causa de morte. Pessoas morrem, sim, em idade avançada, mas por uma causa com nome e sobrenome. E essas causas devem ser diagnosticadas e tratadas com o mesmo rigor de qualquer outra fase da vida. Focar exclusivamente no fator cronológico desvia a atenção do diagnóstico e do tratamento correto e dificulta o monitoramento epidemiológico.

À época da morte do príncipe, a OMS revisava a Classificação Internacional de Doenças (CID), sistema que define globalmente os registros de doenças e causas de morte, para preparar a 11ª edição desse documento. Pela primeira vez, pensou-se em incluir "velhice" como um dos códigos. O impacto disso seria catastrófico. Que mensagem passaria isso? Que o grupo populacional que mais cresce morre de algo que não pode ser prevenido ou tratado? Que não haveria necessidade de políticas públicas, apenas esperar a morte? Que todas as pessoas idosas morrem de velhice?

Um movimento determinado de organizações da sociedade civil e instituições acadêmicas reagiu. Ainda estávamos em plena pandemia. Valendo-me da tecnologia e de meus contatos internacionais, transformei meu *home office* em trincheira. Não demos tréguas, eram diárias as transmissões ao vivo e as discussões em grupo. Após a mobilização crescente, mundo afora, de entidades profissionais e ONGs, a OMS voltou atrás e, no fim de 2022, a poucos dias da entrada em vigor da nova revisão, a proposta de incorporação do código "velhice" foi retirada. Se essa proposta tivesse sido aceita, em poucos anos, os pesquisadores não conseguiriam mais responder à pergunta: "Do que morre o grupo populacional que mais cresce no mundo?". Equivaleria a um navegar às escuras, às cegas.

Ainda assim, seguimos vigilantes. Transformamos a rede que havíamos criado através das *hashtags* #VelhiceNãoÉDoença e #CidadaniaNaVelhice em um coletivo mobilizado para combater o idadismo sempre que nos confrontarmos com qualquer de suas múltiplas manifestações. Como resultado, elaboramos o *Pequeno manual anti-idadista*, disponível gratuitamente na internet.

Qualidade de vida e qualidade de morte

Em centenas de palestras, já pedi para públicos dos mais variados perfis, em diversos países, fecharem os olhos e pensarem em três coisas: com quantos anos acham que vão morrer, qual será a causa da morte e onde ela vai acontecer. As respostas costumam ser incrivelmente parecidas. A grande maioria, tanto em países ricos quanto em países pobres, imagina que vai viver em boas condições, mantendo a saúde e energia até os 80 e poucos, talvez 90 anos, e morrer de forma repentina, como por um infarto, geralmente em casa, cercado de familiares e amigos. Mesmo entre profissionais da saúde, que conhecem bem a realidade, poucos pensam que vão morrer lentamente, seja por causa de uma doença neurodegenerativa, por exemplo, seja por um AVC ou um câncer que se arraste por anos. Menos ainda, imaginam passar um bom tempo internados em hospital ou em alguma instituição de cuidado. Para eles, a morte será rápida e em casa. A velhice é algo que acontece com os outros; ao que parece, para a maioria das pessoas, a morte também.

A realidade, no entanto, é outra. Menos de 10% das pessoas morrem de forma rápida, por causas como um ataque cardíaco. A expectativa de vida aumentou, mas o tempo de morrer também ficou mais longo. Quer a gente queira, quer não, a maioria de nós vai morrer em câmera lenta. E cada vez mais, essa morte lenta não acontece em casa, mas sim em instituições frequentemente despreparadas para oferecer um processo de morte com dignidade.

Desde seu início em Londres, nos anos 1960, os cuidados paliativos e de fim de vida se espalharam por muitos países desenvolvidos. Infelizmente, ainda são pouco incorporados em grande parte dos países em desenvolvimento, por vários motivos, muitos deles culturais. Em uma pesquisa recente, o Brasil foi o 3º pior país no ranking de qualidade da morte.[43] Para muitos brasileiros, a qualidade de vida já é difícil de alcançar. Para a maioria, a qualidade da morte também é.

Capítulo 7

Pilares do Envelhecimento Ativo: Aprendizagem ao longo da vida

O conhecimento foi o principal ativo do século XX. A imaginação é o principal ativo do século XXI.

Anthony Hilton, jornalista econômico britânico

Nos últimos tempos, a vida ficou mais parecida com uma maratona do que com uma corrida de 100 metros rasos. Mas é uma maratona em um terreno que muda o tempo todo, com uma linha de chegada que está sempre se movendo. Estamos vivendo mais, mas em meio a inovações tecnológicas constantes que rapidamente tornam obsoletos muitos dos conhecimentos e das habilidades que possuímos. Se, por um lado, as vidas estão cada vez mais longas, por outro, boa parte do que aprendemos tem prazo de validade mais curto. Os conhecimentos adquiridos na juventude e no início da vida adulta já não são suficientes para dar conta dos grandes avanços tecnológicos que se impõem sobre nós.

O engenheiro e economista alemão Klaus Schwab, fundador do Fórum Econômico Mundial, diz que "a Quarta Revolução Industrial é a mudança inevitável da simples digitalização que marcou a Terceira Revolução Industrial para uma forma muito mais complexa de inovação, baseada na combinação de várias tecnologias de maneiras inéditas".[44]

As novas tecnologias exigem que desenvolvamos o hábito de nos reprogramar mentalmente, em todas as fases da vida. Hoje, não basta ter letramento digital para participar plenamente da sociedade; é preciso também ter conhecimentos sobre saúde para cuidarmos de nós mesmos, dominar noções de finanças para conseguirmos administrar nossa própria renda e ficar de olho nos gastos para não cairmos no vermelho. Nunca foi tão importante renovar nossas ferramentas mentais e emocionais para enfrentar um presente em rápida transformação e um futuro cada vez mais incerto. Como expressou, sempre com pertinência, o escritor Luis Fernando Verissimo (1936-2025), "quando a gente acha que tem todas as respostas, vem a vida e muda todas as perguntas".

A convergência entre a Revolução da Longevidade e a chamada Quarta Revolução Industrial exige uma revolução educacional correspondente, uma que incorpore o aprendizado contínuo ao longo de toda a vida. Ainda não compreendemos completamente a Quarta Revolução Industrial, mas um estudo brasileiro baseado em um modelo da Universidade de Oxford prevê que quase metade dos empregos atuais está em risco nas próximas duas décadas.[45] Outros estudos preveem menos substituições em massa, mas apontam que a maioria das ocupações será profundamente transformada por novas tecnologias.[46] É possível que grande parte das profissões que a próxima geração exercerá ainda nem exista. E como treinar alguém para um trabalho que ainda não foi inventado? Por isso, aprender a aprender se tornou a habilidade mais essencial dos nossos tempos.

A Organização para a Cooperação e Desenvolvimento Econômico (OCDE) considera o aprendizado ao longo da vida um dos pilares mais importantes do capital humano em um mundo que está envelhecendo. E a Organização das Nações Unidas (ONU) o coloca como uma prioridade central na agenda global de desenvolvimento. Cursos rápidos, treinamentos no trabalho, tutoriais online e certificados modulares precisam nos acompanhar por toda a vida para darmos conta da velocidade com que o conhecimento e a tecnologia evoluem. Ter acesso à informação, que hoje está disponível instantaneamente na palma da mão, já não é o principal diferencial. Mais importante do que possuir a informação é saber o que fazer com ela. O discernimento e a aplicação prática do conhecimento são os verdadeiros motores de transformação.

O Brasil está entre os países com maior uso de smartphones no mundo.[47] Mesmo brasileiros de baixa renda costumam ter um celular, o que os conecta ao mesmo universo digital que os mais privilegiados. Segundo a Anatel, o Brasil tem mais de 270 milhões de celulares em uso, uma densidade de 130 celulares a cada 100 habitantes.[48] Porém, paradoxalmente, embora muitos tenham na mão um dispositivo tecnológico do século XXI, seus pés ainda estão cravados no século XIX: mais de um terço da população ainda não tem acesso a saneamento básico.[49] Literalmente, um smartphone nas mãos e os pés no esgoto. A pergunta é: conseguiremos, como nação, fazer bom uso da tecnologia para sairmos do subdesenvolvimento crônico em que nos encontramos?

Prioridade para educação

Eu tinha 8 anos quando a Guerra da Coreia (1950-1953) acabou. Me lembro até hoje do meu pai comemorando enquanto ouvia a notícia no Repórter Esso, programa da Rádio Nacional que nos trazia as atualidades da época. A Coreia do

Sul ficou arrasada depois de três anos de destruição; era um país praticamente rural, sem nenhuma indústria, um país pobre em recursos naturais. Mas, no pós-guerra, a prioridade nacional foi a educação. Hoje, a renda *per capita* sul-coreana é quase quatro vezes maior que a brasileira, e o país tem uma das maiores expectativas de vida do mundo. Também se tornou uma potência industrial, e grande parte dos nossos celulares, computadores, televisores e carros vêm de lá.

No início dos anos 1950, em comparação à Coreia do Sul, o Brasil tinha o dobro da renda *per capita*, o dobro da taxa de alfabetização e uma base industrial crescente. Hoje, por ter investido pouco na qualificação da sua população, nosso país amarga baixa produtividade e falta de competitividade.

Nos rankings internacionais, o Brasil está mal preparado para lidar com o futuro digital, incluindo a inteligência artificial generativa e seus impactos. Passamos pelos mesmos choques culturais e tecnológicos que outros países, mas com a diferença de termos instituições públicas mais frágeis e desigualdades mais acentuadas. Com frequência, a tecnologia só reforça essas desigualdades. A inteligência artificial, por exemplo, tende a aumentar ainda mais a renda de quem já ganha bem. Segundo a OCDE, 40% dos trabalhadores com baixa escolaridade estão em ocupações com alto risco de desaparecer.[50] Grande parte deles está na informalidade, que atinge mais de 30 milhões de pessoas,[51] e já enfrenta níveis de pobreza maiores do que a média nacional.

Infelizmente, os déficits educacionais afetam todas as faixas etárias no Brasil. As desigualdades no acesso, nos recursos e na qualidade da educação são enormes. Segundo o Banco Mundial, se mantido o ritmo atual, o Brasil levará mais de 260 anos para atingir a média da OCDE em leitura, e 75 anos em matemática.[52] Dados da Pesquisa Nacional por Amostra de Domicílios Contínua (PNAD Contínua), do Instituto Brasileiro de Geografia e Estatística (IBGE), mostram que mais de 8 milhões dos jovens brasileiros entre 15 e 21 anos não concluíram o ensino médio, e já não estão mais na escola; entre os jovens de 18 a 24 anos, 36% não estudam nem trabalham: são os chamados "nem-nem".[53] Já os "sem-sem" são adultos de meia-idade que perderam o emprego, não têm qualificações profissionais e ainda estão longe da idade para se aposentar. Que futuro espera esses jovens e adultos? Como cuidarão dos seus pais idosos? E como será a própria velhice deles?

Nos rankings internacionais estamos perdendo posições tanto em competitividade como em produtividade. Com isso, corremos o risco de ficar para trás na economia global, reduzidos ao papel de meros fornecedores de matérias-primas para países mais qualificados. Como declarou Mário Volpi, coordenador do Programa de Desenvolvimento e Participação de Adolescentes e Jovens do Fundo das Nações Unidas para a Infância (UNICEF) no Brasil, "a gravíssima situação da exclusão escolar [no Brasil] levará à piora de todos os indicadores sociais. É o desperdício de sonhos e de oportunidades".

Sim, estamos perdendo a oportunidade de fortalecer a população em todas as idades. A sobrevivência de muitos brasileiros ainda depende basicamente do trabalho físico, são pessoas que ainda vivem a vida como antes da Primeira Revolução Industrial (1760-1840). Baixa escolaridade impacta a renda, mas também aumenta o risco de várias doenças, incluindo a demência na velhice. A falta de educação fragiliza não só o indivíduo, mas também sua família e sua comunidade. Como esperar que brasileiros que pouco se beneficiaram da Primeira Revolução Industrial, ocorrida há mais de duzentos anos, nos ajudem a atravessar a Quarta? Estamos desperdiçando nosso maior ativo: o capital humano.

A "riqueza jovem" em queda

Como já mencionei, antes de 2040, o Brasil atingirá seu pico populacional e começará a declinar. Quando isso acontecer, 27% da população será composta por pessoas com mais de 60 anos, e esse número continuará crescendo. O capital humano das pessoas mais velhas será um dos recursos mais valiosos do país. Com menos jovens disponíveis, será normal que os mais velhos participem de maneira mais ativa em todos os setores da sociedade. As fronteiras entre as fases da vida serão mais fluidas. Jovens e idosos dividirão salas de aula em universidades e cursos técnicos. Pessoas de todas as idades ocuparão cargos iniciantes e cargos de liderança. O que vai importar não é a idade, e sim as habilidades e as competências.

Haverá cada vez mais pressão para que as pessoas trabalhem por mais tempo, com aposentadorias mais flexíveis. Em países mais desenvolvidos, já vemos o surgimento dos "desaposentados", pessoas que voltam ao trabalho depois da aposentadoria. Com transições mais personalizadas entre o trabalho e o descanso, e mais anos de boa saúde, será preciso que as políticas sociais deixem de focar tanto na idade e passem a responder às necessidades reais de cada fase da vida. Ao mesmo tempo, é fundamental garantir que todos tenham o direito de se aposentar com dignidade e segurança econômica quando suas capacidades físicas, intelectuais e cognitivas declinem.

Reflexões sobre Espanha e Portugal

Minha primeira visita à Espanha aconteceu no mesmo ano em que me mudei para Londres. O ditador Francisco Franco havia morrido um mês antes, marco decisivo na retomada da democracia espanhola. Passei várias semanas viajando de carro do norte ao sul do país, percorrendo diferentes rotas e visitando cidades e vilarejos no caminho. Mesmo para um brasileiro, os contrastes e as carências do país eram chocantes. No ano seguinte, visitei Portugal pela primeira vez; os contrastes ali eram ainda mais fortes. A Revolução dos Cravos havia ocorrido há menos de dois anos, e o país ainda lidava com os efeitos de guerras coloniais violentas na África, que forçaram centenas de milhares de portugueses a retornarem, em busca de emprego e estabilidade.

Naquela época, tanto na Espanha quanto em Portugal, os índices de analfabetismo eram altíssimos, o ensino superior era exclusivo das elites, e os sistemas de saúde e assistência social eram extremamente frágeis. Ambos os países enfrentavam os impactos da crise do petróleo.

Desde então, voltei a esses países muitas vezes. A prioridade que os governos deram à educação pública foi admirável. A entrada de ambos na União Europeia, em 1986, acelerou enormemente o processo de modernização. Grandes obras de infraestrutura transformaram seus territórios. Inspirados pelo National Health Service (NHS), sistema de saúde britânico, criaram sistemas de saúde universais gratuitos. Desde os anos 1980, gozo do privilégio de lecionar em quase todas as grandes cidades desses países, com uma relação especial com a Escola Andaluza de Saúde Pública, em Granada. O impacto dos investimentos em saúde e educação em Portugal e Espanha é evidente. Apesar de estarem entre os países com maior proporção de idosos, suas economias estão entre as mais dinâmicas do mundo.

Investir em educação pública amplia a justiça social, aumenta a arrecadação de impostos e reduz os gastos com assistência social. É o caminho mais seguro para o desenvolvimento socioeconômico e para uma vida melhor – para todos, em qualquer idade.

Capítulo 8

Pilares do Envelhecimento Ativo: Participação

Não é pela força, pela velocidade ou pela agilidade que se realizam grandes feitos, mas sim pela reflexão, caráter e bom julgamento. E, nisso, a velhice geralmente não é inferior, mas até superior.

Cícero, filósofo romano

Participar, no contexto do Envelhecimento Ativo, significa estar envolvido em atividades sociais, profissionais, cívicas, recreativas, culturais, intelectuais ou espirituais que nos dão um senso de propósito, realização e pertencimento. Trata-se de ter acesso à tomada de decisões e à construção de resultados pessoais e coletivos significativos. A participação está intimamente ligada à cidadania, no sentido mais amplo do termo. E cidadania não é algo fixo. À medida que as sociedades evoluem, o conceito de cidadania também muda.

No Brasil, como em outros países, as noções fundamentais de cidadania passaram por transformações. Mulheres e pessoas negras, por exemplo, só tiveram seu direito ao voto, à educação e a crédito em tempos recentes. A educação superior foi, durante muito tempo, algo exclusivo da elite branca e masculina.

Pessoas idosas também enfrentaram – e ainda enfrentam – barreiras para exercerem plenamente seus direitos como cidadãos, em especial no mercado de trabalho e no acesso à educação continuada, ao crédito, à saúde e a serviços sociais. Medidas de ação afirmativa, no Brasil e fora dele, têm buscado corrigir parte dessas desigualdades. Leis específicas, como o Estatuto da Pessoa Idosa de 2003, deram respaldo jurídico para que grupos vulneráveis possam participar mais ativamente da sociedade.

O maior dever da cidadania é compartilhá-la. Negá-la aos outros é limitar a participação e enfraquecer a contribuição coletiva. Um país moderno e progressista se mede pela busca constante por mais inclusão. E isso também favorece a economia. A presidente da Câmara de Comércio Britânica, Lady Martha Lane-Fox, costuma argumentar que empresas que levam a diversidade a sério conseguem atrair os melhores talentos e atender a um público mais variado, o que se reflete tanto sobre os lucros quanto sobre justiça social. E um estudo da McKinsey, em 2023, mostrou que empresas que promovem a inclusão de forma ampla têm resultados financeiros 27% melhores do que as concorrentes.[54]

Para a maioria das pessoas, o trabalho, formal ou informal, é uma parte importante da participação ao longo da vida. Ele contribui para nossa construção de identidade, autoestima e pertencimento. Trabalhar com satisfação pode melhorar a saúde física e mental. Por outro lado, o trabalho precário, caracterizado por ambientes inseguros, falta de proteção social, jornadas excessivas e outros abusos, traz riscos graves, gera estresse crônico e está ligado a doenças que impactam negativamente tanto a vida individual quanto o bem-estar social. Muitas pessoas, especialmente as mulheres, nunca trabalharam formalmente ou passam muito tempo fora do mercado de trabalho, o que implica desigualdades de renda e aposentadoria. “Dar às pessoas mais controle e previsibilidade sobre sua vida profissional ajuda a formar uma força de trabalho mais saudável, feliz e estável”, nos lembra Paul Nowak, secretário-geral do Congresso Sindical do Reino Unido.

Entretanto, participação vai além do emprego com carteira assinada. Participar também é se envolver em atividades que nos colocam em estado de “fluxo”. Segundo o conceito criado pelo psicólogo Mihaly Csikszentmihalyi (1934-2021), trata-se daquela sensação de prazer e propósito por fazer algo que nos preenche, sem a necessidade de recompensa externa.[55] Esse tipo de engajamento fortalece vínculos sociais, melhora a saúde, a cognição e pode mesmo reduzir o risco de morte em qualquer idade.

Participação e pessoas idosas

Com o crescimento da população idosa, sua participação ativa na sociedade se torna cada vez mais relevante. Em primeiro lugar, porque estar social, cultural e civicamente ativo beneficia e muito a própria pessoa idosa. Por exemplo, continuar trabalhando após a idade formal de aposentadoria pode ajudar a prevenir o declínio cognitivo, postergando ou até evitando a demência. Segundo, a participação contribui para a manutenção do diálogo entre gerações, combatendo estigmas e desencontros. E terceiro, porque pessoas idosas acumulam experiências valiosas que podem beneficiar toda a sociedade quando compartilhadas de forma estratégica.

A possibilidade de continuar trabalhando e estudando é fundamental. Mesmo com o avanço da tecnologia, a diminuição do número de jovens no mercado de trabalho vai exigir mais trabalhadores idosos. No Brasil, o sistema previdenciário ainda estimula aposentadorias precoces, mas dificulta que muita gente consiga se aposentar com segurança.

Empresas e governos precisam pensar em soluções como trabalho flexível, aposentadorias escalonadas, ergonomia no ambiente de trabalho, capacitação e apoio a quem tem limitações físicas. Estudos mostram que pessoas idosas trazem memória institucional, lealdade e comprometimento ao trabalho, qualidades que fazem diferença no desempenho das empresas.[56] Também foi observado que sua presença no ambiente de trabalho contribui para um clima mais calmo e produtivo, com menos faltas e conflitos. Em outras palavras, o absenteísmo cai e a harmonia no ambiente de trabalho cresce.

Há ainda um motivo econômico forte: um estudo da Deloitte, na Austrália, revelou que um aumento de apenas 5% na participação de trabalhadores mais velhos poderia adicionar 48 bilhões de dólares australianos ao PIB, um impacto comparável às maiores reformas econômicas do país.[57] Ou seja, aproveitar o potencial humano em todas as fases da vida é um excelente investimento.

Mas não se trata apenas de manter pessoas mais velhas no mercado. Trata-se também de apoiar o empreendedorismo na velhice. Estudos nos Estados Unidos mostram que empresas criadas por pessoas mais velhas têm taxas de sucesso maiores do que aquelas fundadas por jovens.[58] É fundamental construir uma estrutura de aprendizado contínuo para todos, independentemente de idade, classe, gênero ou localidade. Isso inclui o domínio das ferramentas digitais, letramento em saúde e bem-estar, e participação ativa no desenvolvimento das comunidades e das cidades. Em resumo: construir uma cidadania ativa para todas as idades.

Voluntariado como forma de participação

O voluntariado é reconhecido pela Organização das Nações Unidas (ONU) como uma ferramenta poderosa de desenvolvimento pessoal, empoderamento e contribuição social. Muitas vezes, acontece de forma silenciosa, como cuidar de familiares e amigos, mas o voluntariado estruturado promove conexões entre pessoas e comunidades, ajudando a combater o isolamento e a solidão. Seu valor econômico é enorme: bilhões são injetados anualmente nas economias, embora o impacto real quase nunca apareça nas estatísticas oficiais.

Pesquisas mostram que quem participa de ações cívicas na juventude tende a continuar se voluntariando ao longo da vida. Estimular os jovens a se envolverem no voluntariado é uma maneira de plantar as sementes do envelhecimento ativo. Países como Austrália e Estados Unidos já usam sistemas de créditos através dos quais os jovens ganham pontos ao prestar serviços comunitários, como levar pessoas idosas a consultas ou eventos, e esses créditos podem ser usados no futuro ou doados a terceiros.

A mentoria também é essencial no voluntariado. Programas de mentoria entre gerações criam conexões valiosas entre jovens e idosos, promovendo respeito mútuo e compreensão.

A epidemia da solidão

A solidão se tornou uma preocupação global de saúde pública. Já era um problema conhecido antes da Covid-19, mas a pandemia exacerbou seus efeitos. É importante diferenciar solidão de solitude. Solitude é estar só por escolha, para refletir, descansar ou crescer pessoalmente. Solidão, por outro lado, é um sentimento indesejado de desconexão, mesmo quando estamos rodeados de pessoas.

A solidão afeta todas as idades, mas as pessoas idosas são especialmente vulneráveis. As mudanças nessa fase da vida podem ser rápidas; é fácil perder os laços sociais e difícil recuperá-los. Quando persistente, a solidão aumenta o risco de depressão, ansiedade, perda cognitiva e até morte precoce. Alguns estudos sugerem que seu impacto na saúde pode ser comparável ao do tabagismo.

Combater a solidão exige ações amplas: políticas públicas, atendimento de saúde acessível, iniciativas comunitárias e estímulo à inclusão social. Pessoas idosas que participam de atividades comunitárias relatam mais felicidade e menos depressão. Centros comunitários, clubes e grupos sociais são importantes, mas o impacto mais profundo vem de hábitos cultivados ao longo da vida e de oportunidades reais de participação em todas as idades.

Reconhecendo isso, em 2018 o governo do Reino Unido criou um Ministério da Solidão.[59] No entanto, ironicamente, desde 2010, fechou mais de 800 bibliotecas públicas, espaços essenciais para o convívio e o encontro entre pessoas.[60] Em lugares como esses, ninguém pergunta a uma pessoa idosa ou a uma mãe solteira: "O que você veio fazer aqui?". Pelo contrário, elas são acolhidas, encontram potenciais pares, quebram a monotonia de vidas em exclusão social. Não é criando uma repartição, um ministério, que se enfrenta a solidão, e sim através de espaços públicos que facilitam o convívio entre as pessoas.

Muriel Beach

Conheci Muriel em 2009, quando morava em Nova York e trabalhava na New York Academy of Medicine, onde minha principal atividade era implementar o projeto "Age Friendly New York", em parceria com o governo da cidade e inúmeras organizações da sociedade civil. Parte do trabalho envolvia conduzir discussões públicas em reuniões comunitárias.

Em uma dessas sessões, Muriel estava sentada na primeira fileira. Imediatamente, minha atenção se voltou para ela, que estava então com 82 anos. Apesar das dificuldades de locomoção, Muriel continuava atuando como voluntária, comprometida, como sempre foi ao longo da vida, com diversas causas que lhe eram muito caras.

Depois da sessão, sentei-me a seu lado para conversar e desde então mantenho uma relação próxima com essa mulher extraordinária. Direitos das mulheres, acolhimentos de pessoas em situação de rua, ajuda para imigrantes, combate à discriminação racial, luta por direitos civis: Muriel dedicou sua vida a servir e ajudar.

Em meados dos anos 1980, quando a pandemia de HIV/aids tomou Nova York de assalto, Muriel morava em Chelsea, um bairro conhecido pela grande presença de homens gays. Ela acolheu diversas pessoas com HIV, muitas delas já sofrendo com os sintomas da doença. Não havia tratamento e o estigma era enorme: a maior parte das vítimas, taxadas de portadoras da "peste gay", havia sido abandonada e rejeitada pela própria família.

Muriel os abraçou, cuidou, deu atenção e carinho. Alguns literalmente morreram em seus braços. Mais tarde, quando me tornei copresidente da Aliança Global do Centro Internacional de Longevidade (ILC Global Alliance), nomeei Muriel como nossa representante no Comitê de ONGs da ONU. Ela não perdia nenhuma reunião. Nova York é conhecida por seus extremos de temperatura – frio intenso no inverno e calor sufocante no verão –, mas isso pouco importava para Muriel. Mesmo lutando contra seus problemas de mobilidade e a visão cada vez mais fraca, ela estava sempre presente e atuante, sem jamais hesitar em expor suas opiniões.

Os direitos das pessoas idosas tornaram-se mais uma das causas que ela abraçou com vigor. Recentemente, Muriel ficou presa ao leito. Não teve filhos e sua única irmã, ainda mais velha, falecera havia pouco tempo e morava a centenas de quilômetros de Nova York. Mas Muriel nunca ficou sozinha. Hoje, é cuidada por um grupo de vizinhos, todos homens gays. O destino deu voltas: a comunidade a quem ela dedicou tanto amor e tempo, décadas atrás, é a mesma que agora cuida dela. Aprendi muito com Muriel, com sua força interior, sua compaixão, sua empatia. Os momentos mais marcantes das minhas visitas a Nova York são aqueles em que posso abraçá-la apertado e passar horas conversando sobre sua vida e todas as causas às quais se dedicou ao longo de quase um século.

Capítulo 9

Pilares do Envelhecimento Ativo: Segurança/proteção

Desigualdades relativas de renda se traduzem em desigualdades absolutas de capacidades.

Amartya Sen, economista e filósofo britânico

A sensação de proteção é uma das necessidades humanas mais fundamentais. Segurança, no contexto do Envelhecimento Ativo, vai além da segurança física; trata-se também de segurança emocional, de sentir-se protegido e amparado. Refere-se à eliminação do medo paralisante e da incerteza no contexto do nosso dia a dia. Sem sentirmo-nos seguros, é difícil desenvolver nosso potencial e construir as reservas pessoais e coletivas que nos sustentam ao longo da vida. A insegurança pode ter muitas faces: econômica, cultural, social, ambiental e interpessoal. As consequências deletérias mais comuns são o desgaste físico e mental, e elas se acumulam com o tempo.

A maioria dos brasileiros conhece a insegurança que transpassa nossa sociedade. É uma narrativa nada agradável, que faz parte do nosso cotidiano e da qual somos lembrados constantemente. Por exemplo, o Brasil é um grande produtor de alimentos e o maior exportador em diversas categorias;[61] ainda assim, em 2023, quase 22 milhões de domicílios brasileiros (27,6% do total) viviam uma situação de insegurança alimentar.[62] (No mesmo período, nos Estados Unidos, por exemplo, esse percentual era de 13,5% de domicílios.)[63] Não surpreende que essa condição esteja ligada a problemas no desenvolvimento infantil e à ocorrência de doenças crônicas na vida adulta. Dados de 2024 mostram que o Brasil é a sétima economia que mais cresce no mundo; no entanto, dezenas de milhões de compatriotas convivem com moradia precária, empregos instáveis, fornecimento irregular de água, infraestrutura deficiente e grandes lacunas na educação e na saúde.[64] Essa é, infelizmente, a nossa dura realidade.

Embora a desigualdade de renda no Brasil tenha atingido seu menor índice em 2024, mais de 60% da riqueza do país está concentrada nas mãos de 1% da população, o que faz do Brasil um dos países mais desiguais do planeta.[65] A desigualdade de renda é um fato em quase todos os países, mas ocorre em circunstâncias diferentes, o que mostra que é moldada principalmente por políticas, instituições e estruturas sociais. Diversos estudos mostram que a desigualdade afeta negativamente todas as camadas da população. A insegurança e a ansiedade por status – fontes poderosas de estresse com efeitos na saúde – são mais altas em todos os níveis de renda em sociedades mais desiguais. Melhorar a equidade traz ganhos significativos até para o terço mais rico ou mais escolarizado da população. Também é essencial para uma economia saudável. As desigualdades sociais extremas no Brasil – e o sofrimento e a ansiedade que elas geram – não só contaminam nosso presente como moldam o nosso futuro envelhecido.

O anormal normal

Seja qual for a métrica utilizada, o Brasil é também uma sociedade extremamente violenta. A segurança pública é uma preocupação nacional. Pesquisas mostram que mais da metade da população vive com medo constante de ser vítima de algum tipo de crime.[66] Nossa sociedade inteira parece viver em estado permanente de estresse pós-traumático. Estar vigilante de forma constante passou a ser uma necessidade, um modo de viver. No entanto, isso não deveria ser considerado normal.

As taxas de violência letal no Brasil são comparáveis às de uma guerra civil. Apesar de ligeira queda nos últimos anos, nossa taxa de homicídios intencionais per capita está consistentemente entre as 20 piores do mundo e, com cerca de 3% da população mundial, respondemos por 10% dos assassinatos globais.[67] Milhões de anos de vida saudável são perdidos anualmente de forma brutal e desnecessária. Como muitas vítimas são jovens, essas perdas se acumulam por décadas. Para cada morte, há o trauma (e muitas vezes perda de renda e apoio) para as famílias e comunidades. Para cada jovem morto, geralmente há um idoso que sofre – seja pai ou mãe, seja avô ou avó. Em áreas de conflito, é comum que idosos sobrevivam a seus filhos e passem a cuidar de netos ou bisnetos. Esse duplo peso de luto e responsabilidade pode esgotar reservas emocionais.

Em 2025, o Fórum Brasileiro de Segurança Pública e o Datafolha publicaram a 5ª edição da pesquisa "Visível e invisível", com dados sobre a vitimização de mulheres em 126 cidades.[68] Com os maiores níveis já registrados desde o começo da série, em 2017, a pesquisa mostrou que 37,5% (21,4 milhões) de mulheres brasileiras relataram ter sofrido algum tipo de violência nos doze meses prévios à entrevista. Estima-se que ocorram quase 22 milhões de casos de violência contra a mulher por ano no Brasil – cerca de 50 mil por dia –, só que mais da metade não é denunciada. Segundo o Anuário Brasileiro de Segurança Pública, foram registrados mais de 87 mil casos de estupro no país em 2024, o equivalente a um a cada seis minutos. Quase dois terços (65,8%) dos casos foram cometidos por familiares ou conhecidos da vítima, dentro de sua própria casa. A maioria esmagadora (76,3%) das vítimas tinha menos de 17 anos, principalmente meninas negras. São números que mostram que os abusos não são pontuais ou singulares, ou seja, costumam se repetir.

Como envelhecer bem depois de ser vítima de uma violência extrema? É um evento que deixa cicatrizes duradouras em qualquer fase da vida, mas, quando ocorre na infância, seus efeitos reverberam por toda a trajetória de uma pessoa. Crianças que sofreram abuso sexual, por exemplo, muitas vezes se calam por medo de julgamento, rejeição ou represália. Com o tempo, a dor psicológica pode se manifestar como apatia, ansiedade, baixa autoestima ou depressão crônica, tudo o que contribui para um baixo rendimento escolar, afetando a capacidade de construir relacionamentos saudáveis e de se engajar socialmente. Ao envelhecer, o trauma não desaparece, mas se aprofunda. Estudos mostram que sobreviventes de abuso infantil têm maior risco de desenvolver doenças crônicas como diabetes, problemas cardíacos, doenças autoimunes e até esclerose múltipla, devido ao estresse prolongado.[69] As cicatrizes emocionais também podem levar ao isolamento social na velhice. Sem apoio psicológico ou espaços seguros para lidar com traumas, essas pessoas envelhecem com uma dor não resolvida que as limita profundamente. A violência a que estamos submetidos no Brasil sequestra nosso futuro.

Instabilidades de todo tipo

Cada pessoa envelhece de forma diferente, mas a velhice traz vulnerabilidades específicas. É o momento em que todas as experiências vividas – boas e ruins – importam mais, quando as instabilidades ao longo da vida se mostram mais determinantes.

Instabilidades políticas e econômicas, por exemplo. A maioria das pessoas idosas no mundo tem pouca ou nenhuma segurança de renda; mesmo aquelas com aposentadoria regular estão vulneráveis. Aqui no Brasil, depois que o governo comandado pelo ex-presidente Fernando Collor de Mello confiscou o dinheiro depositado na conta poupança de milhões de brasileiros, em março de 1990, os mais jovens talvez tenham tido a oportunidade de refazer suas reservas; já os mais idosos não. E jamais houve qualquer tipo de reparação.

No âmbito do trabalho, as mulheres que nunca tiveram emprego formal são especialmente desprotegidas, mas isso vale para qualquer pessoa marginalizada por questões sociais, étnicas ou culturais. Pessoas idosas com limitações funcionais podem ter dificuldade em manter conexões sociais e mobilidade, o que leva ao isolamento e à dependência.

Instabilidades climáticas e desastres naturais impactam toda a sociedade, em especial os idosos. Lembro-me de uma conversa que tive com a camareira de um hotelzinho em Teresópolis, na serra fluminense, onde me hospedei não faz muitos anos. Lúcia, uma mulher ativa, cheia de vida, por volta de seus 60 anos, me falou sobre a trágica enchente de 2011, quando uma avalanche de lama destruiu inúmeras casas em toda a região. "Foi horrível, doutor, a água engoliu tudo...", ela contou, com o olhar perdido no tempo. "Minha casa era simples, mas era o meu lar. Não sobrou nada... móveis, roupas, lembranças... tudo se foi. Mas o mais importante foi poupado, meus três filhos e eu sobrevivemos. Com muita garra e praticamente nenhum apoio do governo, começamos a reconstruir a vida. Foi duríssimo, mas eu era mais jovem, tinha energia. E meus filhos me ajudaram muito. Sem eles, não sei se teria conseguido." "E agora, onde você mora?", perguntei. "No mesmo lugar, doutor", ela respondeu. "Não tive escolha. Os lugares seguros aqui são os dos ricos. Se vier outra enchente, não sei o que vai ser de mim. Agora estou sozinha. Os filhos já seguiram o caminho deles, e eu não tenho mais a força de antes. Me acostumei a viver com o medo."

Eventos como esses estão mais frequentes e atingem populações cada vez mais velhas. Como alerta Friederike Otto, climatologista e professora do Imperial College, em Londres, quanto mais desigual é a sociedade, mais severas são as consequências de crises e emergências climáticas.[70] Para os idosos, além dos riscos físicos imediatos, as mudanças climáticas afetam a saúde a longo prazo: a poluição do ar piora doenças respiratórias, e as ondas de calor aumentam o risco de AVC e problemas cardíacos.

A pandemia de Covid-19 expôs de forma brutal a vulnerabilidade das pessoas idosas frente a uma crise sanitária. Mesmo países com sistemas de saúde avançados, como França, Espanha e Canadá, falharam em proteger seus idosos. No Brasil, houve até líderes políticos que sugeriram que os idosos eram "sacrificáveis", como se tivessem menos valor, um franco gerontocídio.[71] Eu tinha a esperança de que viéssemos a aprender com a pandemia, que passaríamos a ser sociedades mais solidárias, com mais empatia. Não vejo assim, pelo contrário: às vezes tenho a impressão de que nos tornamos ainda mais egoístas, individualistas, insensíveis como sociedade, e não só no Brasil. Seremos testados novamente. A questão não é "se" vier a acontecer outra pandemia similar, mas quando. E de novo a combinação de má gestão ambiental, desinformação científica e cegueira ideológica voltará a ter consequências traumatizantes que bem poderiam ser mitigadas. Mudar isso depende de nós.

Violência contra idosos

Somente nos últimos anos a violência contra pessoas idosas foi reconhecida como um problema global. Assim como a violência contra crianças e mulheres, ainda estamos longe de entender sua verdadeira dimensão. A Organização Mundial de Saúde (OMS) estima que 1 em cada 6 pessoas com 60 anos ou mais sofre algum tipo de abuso anualmente, mas é provável que esse número seja subestimado. No Brasil, é uma epidemia silenciosa.

A violência contra idosos pode ser física, psicológica, sexual, financeira ou negligência, intencional ou não. Acontece tanto em países ricos quanto pobres e, na maioria das vezes, dentro da família ou em instituições de cuidado. Os grupos mais vulneráveis são os muito idosos, os com limitações funcionais, as mulheres e as pessoas pobres, mas a violência ocorre em todas as camadas sociais.

Mesmo quando identificada, muitas vezes não é enfrentada por falta de preparo profissional, indiferença ou ausência de instrumentos legais adequados. A prevenção exige empatia, vigilância e políticas públicas. Profissionais da atenção primária têm papel crucial. Capacitação e campanhas de conscientização são fundamentais. Podemos aprender muito com as práticas já existentes para a proteção de crianças. Ao fim e ao cabo, só conseguiremos combater essa violência se construirmos uma cultura que valorize a solidariedade entre gerações e rejeite a violência.

Segurança, no sentido do Envelhecimento Ativo, significa criar ecossistemas onde as pessoas idosas possam viver com dignidade e sem medo. Insegurança financeira, agressões interpessoais, hostilidade cultural, eventos climáticos e barreiras físicas corroem os alicerces do Envelhecimento Ativo e afetam com mais força os mais velhos. Assim como qualquer pessoa, idosos precisam se sentir seguros em casa e na comunidade para permanecerem ativos. Mas, ao contrário dos mais jovens, muitos não conseguem escapar de situações negativas ou recomeçar após perdas. Promover segurança para os idosos não é apenas uma questão de justiça, é uma necessidade prática. À medida que o número de pessoas idosas aumenta no mundo todo, sua participação ativa na sociedade se torna essencial. E isso só será possível se, junto da saúde e da educação, houver segurança.

Moisés

Moisés tinha 21 anos, mas parecia e agia como alguém mais novo. Quando foi baleado na cabeça, não morreu de imediato; resistiu por mais 24 horas. Depois de morto, seu corpo ficou dias sem ser reclamado – sua família sem saber. Ficou dele, para a vida, apenas uma tênue marca, quase imperceptível. É fácil pensar que Moisés era só mais um garoto com uma arma e um fim previsível. Mais fácil ainda é não pensar nele.

Conheci Moisés ainda pequeno, quando veio do Ceará para o Rio reencontrar a mãe. Foi meu privilégio apresentá-lo à areia e ao mar pela primeira vez, quando ele tinha 5 anos. Seu encanto naquele dia foi puro e inesquecível.

Ao crescer, ficou claro que Moisés não estava preparado para sobreviver no ambiente tóxico e hipermasculinizado da favela. Não sei sua orientação sexual – talvez nem ele soubesse –, mas sei que era visto como gay e sofreu todo tipo de bullying e homofobia. Na adolescência, outros meninos o forçaram a beber tanto que ele teve uma parada cardíaca. Tentou fugir da comunidade. Viveu nas ruas por um tempo. Em outro momento, diante de ameaças, voltou para o Ceará e se refugiou em um sítio com parentes, onde cuidava de cavalos e parecia florescer. Mas o apelo da cidade ou a monotonia do campo o levaram de volta ao Rio.

Quando a segurança e o respeito nos são negados, buscamos isso em outros lugares. Como tantos antes dele, Moisés achou que encontraria isso no mundo do crime. Na favela, entrar para uma facção pode ser perigoso, mas recusar também é.

Essa é uma tragédia brasileira, talvez a maior delas. Ridicularizamos e violentamos os sensíveis, forçando-os a um tipo de sobrevivência desesperada, empurrando-os para a morte, a criminalidade e o esquecimento. Devoramos nossos jovens; para eles, envelhecer é apenas uma miragem.

No entanto, Moisés não foi o único a sofrer: ele deixou uma mãe dilacerada, como toda mãe que perde um filho de forma violenta. São tantos pais, mães, avós e irmãos que vão envelhecer traumatizados. E que jamais receberão o apoio que jovens como Moisés poderiam lhes ter dado mais tarde.

Capítulo 10

Determinantes transversais do Envelhecimento Ativo: Cultura e Gênero

Cultura, como eu entendo, é educação, educação ao longo da vida. Defendo uma sociedade em que os componentes educacionais e culturais estejam no centro.

Danilo Santos de Miranda (1943-2023),
ex-diretor do Sesc São Paulo

Se uma mulher entra para a política, a mulher muda. Se muitas mulheres entram para a política, a política muda.

Michelle Bachelet, ex-presidente do Chile

Em 2002, no intuito de esclarecer os fatores múltiplos e interativos que determinam se a pessoa envelhece ativamente ao longo da vida ou não, a Organização Mundial de Saúde (OMS) definiu um conjunto inter-relacionado de Fatores Determinantes do Envelhecimento Ativo.

Todos os fatores determinantes interagem e formam uma rede dinâmica de condições de proteção, que podem tanto favorecer o desenvolvimento de reservas para respostas resilientes quanto criar riscos que impeçam o desenvolvimento dessas reservas ou as destruam completamente. Resumidamente, o Envelhecimento Ativo é a interação dinâmica, que ocorre durante toda a vida, entre risco e proteção na pessoa e no ambiente. Ao mesmo tempo, cada fator determinante também influencia individualmente o Envelhecimento Ativo.

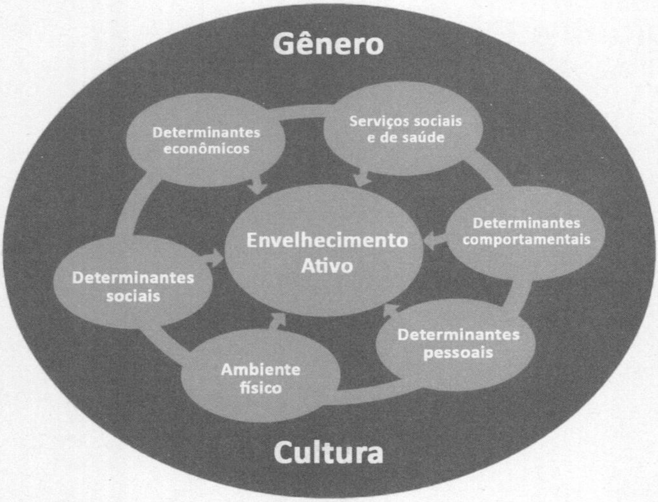

Determinantes do Envelhecimento Ativo

Neste capítulo, vamos tratar de cultura e gênero, dois fatores determinantes que são abrangentes e transversais, ou seja, moldam as pessoas e o meio em que estão inseridas ao longo da vida, exercendo influência sobre todos os outros seis determinantes. No próximo capítulo, vamos tratar dos demais fatores: os comportamentais e pessoais, que são específicos de cada um de nós; e também do ambiente físico e dos fatores determinantes sociais, econômicos, de saúde e de serviço social, que constituem fatores contextuais comuns a um grupo ou até mesmo a toda a sociedade.

Cultura

Definir o que é cultura pode ser muito complexo; para os fins aqui do nosso livro, vamos considerar que a cultura é um combinado das crenças e dos comportamentos de um determinado grupo. Pode se manifestar em semelhanças na forma de se expressar ou na linguagem usada, e também em respostas e expectativas coletivas. Muitas vezes, a cultura envolve o compartilhamento de preocupações e privações, um senso que fortalece a identidade e a solidariedade dentro desse grupo e que pode ser uma fonte de resistência em tempos difíceis. Podemos ter múltiplas identidades culturais ao longo da vida, ganhando ou perdendo algumas no caminho. Culturas raramente permanecem estáticas; com o passar do tempo, vão recebendo novos contornos, agregando novos valores e se atualizando. Nas sociedades modernas, somos constantemente expostos a influências culturais diversas, e isso nos enriquece imensamente; por outro lado, tentativas de impor uma cultura única sempre resultam em empobrecimento. É nesse processo dinâmico de dar e receber que as culturas que nos rodeiam moldam nossa vida.

A cultura orienta os mecanismos de enfrentamento e de resposta que adotamos ao longo da vida. Pode funcionar como proteção diante de injustiças, mas também pode ser alvo delas. O processo de "outroficar", ou seja, a marginalização de grupos ou identidades específicas por parte da cultura dominante, sempre representa um lado sombrio da história de praticamente todas as sociedades. Esse processo nasce do apego à posse e do pensamento fechado. Tragédias sempre acontecem quando estereótipos negativos são aplicados a outras pessoas. É muito fácil passar do "eles não são como a gente" para o "eles não pertencem a este lugar". Seja por raça, etnia ou gênero, seja por classe social, religião ou orientação sexual, a exclusão do outro mina a nossa humanidade comum e facilita a perseguição, a imposição supremacista. Tolerância não é fraqueza. É força.

A cultura pode nos empoderar, mas também pode limitar nossas escolhas ou nos levar a decisões ruins. Ela influencia fortemente nossos comportamentos de saúde e alimentação bem como a forma de perceber nosso corpo e de nos relacionar com os outros – desde a família até a sociedade em geral. Molda nossa expressão de gênero e de sexualidade. Define o que consideramos comportamentos apropriados para cada idade, como distribuímos as responsabilidades do cuidado dos mais vulneráveis e como enxergamos o envelhecimento.

A cultura não apenas molda o caráter pessoal; também forma o caráter nacional, ou melhor, os caracteres nacionais, já que nenhum país tem uma natureza única. O Brasil, com certeza, tem muitas personalidades culturais, muitas delas contraditórias e confusas. Um amigo estrangeiro, que morou anos em nosso país, costumava dizer que quanto mais tempo passava no Brasil, menos capacidade tinha de entender o país. E eu sempre respondia: "Quanto mais tempo passo no Brasil, menos capacidade tenho de explicá-lo a você".

Como explicar que a cultura brasileira pode ser tão acolhedora na música e no espírito, mas tão carente de solidariedade social? Consideremos, por exemplo, a poluição sonora. É algo que vai muito além do incômodo: ela aprisiona as pessoas em exaustão e estresse, aumentando o risco de doenças cardíacas, hipertensão, insônia, ansiedade, depressão, suicídio e agressões.[72] Estudos da Comissão Europeia e da OMS mostram que a poluição sonora é responsável por dezenas de milhares de mortes de pessoas que vivem nas áreas urbanas da Europa.[73] Imagine quantas vítimas serão em uma sociedade ruidosa como a nossa, em que o respeito ao direito de descansar, relaxar, até dormir é desprezado tanto por excesso de trânsito e estímulos eletrônicos quanto por aqueles que impõem seus decibéis aos demais.

E como podemos sorrir tão facilmente, e enganar e matar com a mesma facilidade? É inegável que a corrupção e a violência fazem parte da cultura brasileira. Nossas taxas de homicídios, feminicídios, violência doméstica e estupros estão entre as mais altas do mundo. Além disso, em 2024, o Brasil ficou na 107ª posição entre 180 países, a pior posição na série histórica do Índice de Percepção da Corrupção, publicado pelo movimento Transparência Internacional.[74]

Como um país tão diverso pode ser tão intolerante com a diferença? Ouvimos notícias de ataques a terreiros afrobrasileiros, às vezes com assassinatos, e nos lembramos de que, em outros tempos, até a capoeira foi proibida. Seria medo de que a cultura do outro tenha algo a nos ensinar? Seria culpa coletiva mal elaborada? Seria a intolerância supremacista que implica a rejeição total da alteridade, de que outras formas de pensar e agir possam coexistir?

Assim como em outros países, a cultura brasileira está mudando de forma demasiadamente rápida e agressiva para que muitos consigam acompanhar. Precisamos abandonar a lógica de mover-se rápido, mesmo que isso implique arrastar o que estiver no entorno, e abraçar a noção de mover-se devagar, com calma, consertando os destroços deixados para trás. E, infelizmente, há muita coisa nos nossos hábitos que precisa ser revista. Todos esses aspectos culturais repercutem em questões legítimas de saúde pública.

Culturas alimentares

Minha origem familiar mediterrânea me ensinou que comer vai além do que está no prato; envolve as pessoas com quem dividimos a mesa, as histórias que são compartilhadas entre uma garfada e outra e a memória afetiva de receitas de família preparadas com carinho. Algumas das minhas lembranças mais queridas são dos almoços de domingo na casa dos meus avós em Belo Horizonte. Eram refeições marcadas por conversas animadas, às vezes suaves e curiosas, outras vezes cheias de opiniões meio caóticas, um falando por cima do outro. Parecia teatro misturado com terapia. Tento levar essa tradição adiante à medida que a vida moderna permite, reunindo pessoas em volta da mesa, com a convicção de que cada refeição é uma chance de criar novas memórias e honrar as antigas.

Na casa dos meus avós, a cozinha era território proibido para homens e meninos, mas eu era por natureza um transgressor e invadia a área com prazer e determinação. Ali havia a coreografia eficiente de uma colmeia, e minha avó era a abelha-rainha – o posto depois passou para minha mãe. Meu respeito pela comida nasceu do orgulho, da alquimia e da tradição envolvidos em sua preparação, algo que passei para meus filhos. Embora eles sejam ingleses de nascimento, fazem questão de manter a conexão comigo e seus antepassados brasileiros, italianos, portugueses, espanhóis e libaneses justamente por meio da herança cultural que a comida representa.

Gênero

Assim como a cultura, o gênero é um determinante do Envelhecimento Ativo que influencia todos os demais citados no marco político da OMS. Cultura e gênero desempenham um papel central na formação do nosso caráter e dos ambientes em que vivemos, com impactos amplos na saúde e no bem-estar. O gênero é uma lente essencial para compreender o envelhecimento e é um pilar central na abordagem do Envelhecimento Ativo. Embora interaja com o sexo biológico, não é seu sinônimo.

Gênero é uma construção social, um conjunto de normas e comportamentos arbitrários que variam entre comunidades e épocas. O gênero é hierárquico e oferece tanto possibilidades quanto limitações. Afeta nosso senso de confiança, nossa inserção nos processos decisórios, nossa capacidade de garantir segurança financeira, nossa segurança pessoal e nosso acesso aos serviços de saúde, entre muitos outros aspectos. Somos confrontados diariamente com estruturas de gênero físicas (a organização da política e dos serviços de saúde, ou o design de produtos, por exemplo) e psicológicas (como o incentivo ou a repressão de certos comportamentos e a regulação das expectativas). Em resumo, o gênero filtra o acesso a direitos, recursos e oportunidades, gerando desigualdades que se entrelaçam com outras injustiças socioeconômicas.

O sexo, por sua vez, é uma classificação baseada em diferenças biológicas, como cromossomos, hormônios, gametas e anatomia reprodutiva. Não existe um único parâmetro biológico que prevaleça sobre todos os outros. Assim como o gênero, o sexo também não é binário; há uma diversidade intersexo ampla e complexa na biologia humana. A condição humana é profundamente multifacetada. No entanto, há uma enorme pressão social para se encaixar em um modelo binário. Em muitos países, o reconhecimento legal ainda se limita às categorias "homem" ou "mulher", com expectativas de gênero correspondentes.

Homens e mulheres vivem – e morrem – de formas diferentes. Embora isso seja detectável desde cedo, as diferenças se acentuam na adolescência e continuam se ampliando ao longo da vida. De modo geral, homens e meninos morrem mais cedo, de quatro a sete anos antes de mulheres e meninas. Eles costumam ter comportamentos mais arriscados e adotam menos práticas de promoção da saúde. Sofrem mais acidentes, mais violência fora de casa, cometem mais suicídios, ingerem mais drogas, inclusive o álcool. No Brasil, a morte prematura de homens jovens é especialmente alta, sobretudo entre pretos e pardos. Homens também são mais afetados por doenças cardiovasculares, respiratórias e hepáticas. Já as mulheres tendem a viver mais, mas com mais doenças e limitações, principalmente no campo da saúde mental e musculoesquelética. Elas enfrentam mais problemas de mobilidade, incontinência, quedas, demência e depressão. Estão mais expostas à violência masculina (em especial dentro de casa), mais sujeitas à insegurança de renda e mais oneradas com as responsabilidades do cuidado.

Na minha família estendida, como em tantas outras ao redor do mundo, o papel de cuidar sempre foi atribuído quase exclusivamente às mulheres. Nunca me lembro de ter havido debate sobre isso. Era simplesmente assumido. Em muitos casos, era um papel vitalício. O cuidado com os filhos era seguido do cuidado com avós, sogros, pais, netos e, por fim, com o marido doente, em geral mais velho e com saúde mais frágil. Muitas vezes, esses cuidados se sobrepunham.

No mundo todo, a maior parte do cuidado com pessoas idosas é prestado por mulheres; com frequência, por mulheres idosas. Esse cuidado não remunerado limita as oportunidades educacionais, profissionais e de geração de renda ao longo da vida. Também contribui para o estresse, riscos à saúde e deixa muitas mulheres desprotegidas na velhice. Sempre digo que os homens nem sabem conjugar o verbo "cuidar". Para eles, é "tu cuidas", "ela cuida" ou "eles cuidam", raramente "eu cuido" ou "nós cuidamos". Eles só querem ser cuidados.

Com famílias menores, há menos cuidadores disponíveis. Assim como temos insuficiência cardíaca ou respiratória, entramos em uma era de insuficiência de cuidado. A única saída é repensar as expectativas de gênero e construir uma cultura de cuidado compartilhada. Os homens precisam entender que não se trata apenas de justiça. Ao fugir da responsabilidade de cuidar, eles também perdem a chance de viver experiências profundamente enriquecedoras.

Capítulo 11

Outros determinantes do Envelhecimento Ativo

A vida é mais importante que a arquitetura.
O que importa é melhorar os seres humanos.

Oscar Niemeyer (1907-2012), arquiteto brasileiro

Como dissemos, além de cultura e gênero, o Marco Político do Envelhecimento Ativo da Organização Mundial de Saúde (OMS) identifica outros seis elementos determinantes que, de forma isolada ou combinada, exercem influência sobre o processo de envelhecimento ao longo da vida:

- Serviços de saúde e assistência social;
- Determinantes comportamentais;
- Determinantes pessoais;
- Determinantes físicos;
- Determinantes sociais;
- Determinantes econômicos.

Embora já tenhamos a nosso dispor cada vez mais pesquisas baseadas em dados de estudos longitudinais sobre muitos dos fatores determinantes, nossa compreensão sobre como eles interagem ao longo da vida ainda é limitada. A maioria das pesquisas sobre os fatores determinantes do Envelhecimento Ativo continua sendo feita na América do

Norte e na Europa, porém mais evidências estão surgindo nos países de média renda, em especial por iniciativas interinstitucionais da Organização Pan-Americana da Saúde (OPAS), ligada à OMS.[75]

Serviços de saúde e assistência social

Faço questão de repetir: velhice não é doença nem sempre é um bom indicador de risco para doenças. Mas, quando o envelhecimento vem acompanhado de pobreza, desigualdade, baixa escolaridade ou dificuldade de acesso aos serviços de saúde, ele tende a estar associado a um risco maior de doenças crônicas. E é a presença de doenças crônicas que leva ao uso dos serviços de saúde, e não a idade em si.[76]

Quando eu era estudante de medicina no Rio de Janeiro, no fim dos anos 1960, passava muito tempo na Santa Casa da Misericórdia. Me lembro de chegar ao hospital bem cedo e já encontrar uma multidão esperando do lado de fora, rostos ansiosos, corpos cansados. Muitos passavam a noite encostados nas paredes frias. Entre eles, os idosos sempre pareciam os mais frágeis. Os dias que perdiam esperando por atendimento eram dias que não podiam se dar ao luxo de perder. Alguns se sentavam no chão forrado de jornais ou sacolas. Todos seguravam seus protocolos numerados, esperando pela vez de serem chamados, se é que chegaria a sua vez. Via seus olhos brilharem de esperança quando um médico aparecia. E via essa mesma esperança se apagar quando o turno acabava antes de serem chamados.

Em 1988, quando o Sistema Único de Saúde (SUS) foi criado, vi esse ato como um marco civilizatório, um sinal de amadurecimento do nosso país. Pela primeira vez, a saúde passou a ser direito de cidadania, e não um favor prestado aos poucos protegidos. O Brasil pode se orgulhar de ser o país mais populoso do mundo a implantar um sistema universal e gratuito de saúde. O SUS alcançou resultados impressionantes nos últimos trinta anos e teve um papel fundamental durante a pandemia de Covid-19.

No entanto, o sistema ainda é subfinanciado: apenas cerca de 4% do PIB brasileiro é investido pelo governo em saúde, um valor abaixo da média de países como França, Alemanha e Reino Unido.[77] Além disso, há disparidades gritantes no acesso e na qualidade dos serviços, dependendo da região e do distrito onde a pessoa vive, além de cor da pele, origem étnica e idade.

Levando em conta as condições adversas em que uma grande parte dos brasileiros envelhece, é natural que as pessoas idosas dependam mais dos serviços de saúde – principalmente do sistema público. Cerca de 70% das pessoas idosas no Brasil dependem exclusivamente do SUS.[78] Esse número é ainda maior entre quem tem mais de 80 anos e entre a população negra de todas as idades.

Como qualquer prestador de serviços, um sistema de saúde precisa conhecer bem o seu público. E esse público está envelhecendo. O Brasil hoje enfrenta um desafio duplo: o crescimento das doenças crônicas não transmissíveis (como doenças cardiovasculares, respiratórias, musculoesqueléticas, neurodegenerativas, câncer e diabetes) e a persistência das doenças infecciosas que fazem parte da história do país. Nosso sistema de saúde foi desenhado antes das profundas transições demográfica e epidemiológica que estamos vivendo. Ainda trata doenças crônicas como se fossem agudas. Sem uma mudança de paradigma, o sistema não conseguirá responder às novas necessidades da população brasileira.

Exceto nas áreas de pediatria e obstetrícia (e mesmo assim, muitas mulheres estão tendo filhos em idades mais avançadas), todos os profissionais de saúde precisam aprender a lidar com pacientes cada vez mais idosos. Quer queiram, quer não, gastroenterologistas, neurocirurgiões, cardiologistas, endocrinologistas e outros profissionais da medicina do futuro cuidarão cada vez mais de pessoas idosas. Se não estiverem preparados, cometerão erros graves – alguns fatais – sem nem perceber.

Apesar disso, ainda estamos formando profissionais para um mundo que ficou no século XX, quando o foco, com razão, era a saúde infantil e materna. De acordo com as recomendações da OMS, deveria haver pelo menos um médico geriatra em atuação para cada mil idosos. No Brasil, temos pouco mais de 2 mil geriatras no SUS, mas uma população de cerca de 32 milhões de idosos. Isso significa que o país precisaria formar quase 30 mil novos geriatras, tendo em vista que, até 2030, nossa pirâmide etária vai sofrer uma mudança muito importante, como já mencionamos.[79]

Apenas 10% das faculdades de medicina oferecem Geriatria como disciplina. Em 2023, cerca de 11% dos recém-formados escolheram Obstetrícia/Ginecologia para a residência. Outros 11% foram para a Pediatria. Menos de 0,5% optaram por Geriatria.[80] E não se trata só dos médicos. Enfermeiros, fisioterapeutas, psicólogos, nutricionistas, terapeutas ocupacionais: a maioria desses profissionais ainda é treinada para um mundo que, em certo sentido, não existe mais. Eu me formei em Medicina em 1970 e, aos 80 anos, continuo profissionalmente ativo. Se um estudante se graduar aos 25 anos, em 2025, e trabalhar tanto quanto eu, chegará em 2080 com a minha idade hoje (e, espero, ainda ativo) em um mundo completamente transformado pela longevidade. Se não repensarmos urgentemente a formação profissional, ninguém estará preparado. Uma revolução na educação precisa acompanhar a revolução da longevidade.

Determinantes comportamentais

Com o envelhecimento da população mundial, as principais ameaças à saúde deixaram de ser doenças infecciosas e passaram a ser condições crônicas como câncer, diabetes tipo 2, doenças cardiovasculares e hipertensão. O que todas essas doenças têm em comum é que são, em grande parte, impulsionadas por quatro comportamentos-chave ou estilos de vida: alimentação inadequada, atividade física insuficiente ou mal orientada, tabagismo e consumo de álcool. Além de causarem mortes precoces, esses comportamentos também estão ligados a problemas de saúde mental, acidentes e doenças que, mesmo não sendo fatais, podem reduzir muito a qualidade de vida, como ocorre no surgimento de transtornos musculoesqueléticos.

É essencial adotar uma abordagem ao longo da vida. Pense, por exemplo, na saúde dos ossos: nosso "capital ósseo" atinge o auge no início da vida adulta. Se não o fortalecermos bem antes disso, a osteoporose se torna muito mais provável no futuro. Isso vale para muitos aspectos da nossa saúde: o que fazemos (ou deixamos de fazer) na juventude ecoa, muitas vezes com força, na velhice. Quanto mais cedo adotarmos hábitos saudáveis, melhor. Mas nunca é tarde demais para começar. Em qualquer idade, decisões informadas sobre saúde ajudam a desenvolver nossa resiliência, porque aumentam nossa disposição, positividade e resistência a doenças e lesões.

Mas ações saudáveis não acontecem no vácuo. As escolhas saudáveis precisam ser as mais fáceis, acessíveis e baratas. Para muita gente, no entanto, o oposto é verdadeiro: o que é mais acessível, prático e barato costuma ser justamente o mais prejudicial.

Os interesses e o lobby das indústrias de alimentos, bebidas e algumas farmacêuticas são potentes e influenciam nossos hábitos, pois fazem o que não é saudável estar mais disponível, muitas vezes sem regulamentação ou, quando existente, sem aplicação rigorosa ou monitoramento. Um recente editorial da prestigiada revista médica *The Lancet* chama atenção para o fato de que o tema entrou na pauta da Assembleia da Organização das Nações Unidas (ONU) mais uma vez, mas de forma muito incipiente. O texto argumenta que, para reverter a situação das doenças crônicas não transmissíveis (DCNT), a influência perniciosa e o lobby das indústrias que prejudicam a saúde devem ser confrontados e superados. Segundo a revista, são 43 milhões de vidas perdidas todos os anos em decorrência de DCNTs, sendo certo que até 80% dessas mortes poderiam ser prevenidas; e do total de mortes prematuras por DCNT, 82% ocorrem em países de baixa e média renda.[81]

Ainda assim, é muito fácil cair no discurso de culpabilização individual: "A culpa é sua; por que não se alimenta melhor? Por que não se exercita mais?". Uma dieta rica em frutas, legumes, verduras, grãos, cereais e carnes magras, como peixes, está fora do alcance de boa parte da população brasileira. O que predomina é a "dieta branca" (farinha, fritura, arroz, sal, açúcar e gordura), e muitas vezes não por falta de informação, mas porque é o que dá para pagar. É o que muitas famílias consomem há gerações, criando um legado cultural de alimentação pobre.

A pobreza na alimentação brasileira muitas vezes pode lembrar um cenário de guerra. Meu grande amigo Pedro é um sujeito que cresceu na dura austeridade que veio após a Guerra Civil Espanhola e a Segunda Guerra Mundial. Sua família fazia parte dos pobres urbanos da cidade de Granada, na região de Andaluzia, no sul da Espanha. Sua infância e adolescência foram marcadas por uma luta constante para conseguir comida. Mesmo assim, ele se tornou um mestre marceneiro e construiu uma boa vida para sua esposa e seus quatro filhos. Quando o conheci, já tinha um negócio de família bem-sucedido. Um dia, depois de um almoço de domingo daqueles, perguntei quantas vezes por semana ele comia carne na infância. Ele respondeu com timidez: "Alex, comi carne só três vezes antes dos 16 anos. E foram ocasiões tão especiais que me lembro de cada mordida". Depois fez uma pausa, olhou para o prato vazio e disse: "Comi mais carne nesta refeição do que em toda a minha infância".

Assim como adotar uma alimentação saudável depende de fatores externos à nossa vontade, estabelecer uma rotina de atividades físicas enfrenta desafios semelhantes. Muitos empregos no Brasil são repetitivos e exaustivos, com longas jornadas. O transporte público desgasta, as pessoas perdem horas no deslocamento entre a casa e o trabalho. Muitas pessoas fazem dupla ou tripla jornada, seja em dois empregos, seja dentro de casa. Dizer a alguém que vive essa realidade que ela deveria "dar uma corridinha" no fim do dia pode soar quase ofensivo.

O estresse alimenta comportamentos pouco saudáveis, e sabemos o quanto a vida urbana no Brasil é particularmente estressante. As políticas públicas têm papel essencial na mudança de comportamentos, mesmo em um país como o Brasil, onde a população não é exatamente conhecida por seguir regras à risca.

Vejamos o caso do tabagismo. Nos anos 1980, a taxa mundial de tabagismo era de 41% entre os homens e cerca de 10% entre as mulheres.[82] De lá para cá, o Brasil conseguiu reduzir seus índices, adotando medidas extremamente eficazes e direcionadas, como:

- **Medidas legais:** proibição da propaganda de cigarro, proibição de patrocínio de eventos esportivos e culturais, além de leis rígidas contra o fumo em ambientes fechados e alguns abertos;

- **Medidas fiscais:** aumento de impostos e elevação do preço dos cigarros;
- **Medidas de promoção da saúde:** avisos gráficos nos maços, campanhas criativas e bem-humoradas que desmistificaram o "charme" do cigarro e programas de educação voltados para crianças e adolescentes.

O resultado foram quedas sistemáticas nos índices desde 2006. Infelizmente, por falta de continuidade nessas medidas, o Brasil viu seu número de fumantes aumentar 2,3% de 2023 para 2024. Dados do Ministério da Saúde mostram que voltamos aos números de 2013 e hoje 11,6% da população é fumante.[83]

Mas o Brasil tem outros motivos para se orgulhar em campanhas de saúde pública, como na prevenção do HIV. Em 2023, a taxa de mortalidade por HIV/aids no Brasil foi de 3,9 óbitos, a menor desde 2013.[84] Isso nos coloca, segundo o Ministério da Saúde, no caminho para eliminar a doença como problema de saúde pública até 2030.

Apesar de algumas pesquisas apontarem que metade dos brasileiros diz ter diminuído o consumo de álcool,[85] ainda assim vemos diariamente as amplas consequências do abuso da bebida: a embriaguez é causa de inúmeros acidentes fatais.[86] Sem falar nos episódios de violência que não só tiram a vida de milhares de pessoas todos os anos, como também traumatizam famílias e comunidades inteiras, além de gerar enormes prejuízos econômicos com a sobrecarga do sistema público e a queda de produtividade.

Embora os comportamentos saudáveis dependam, em última instância, de decisões pessoais, eles são fortemente influenciados por fatores legais, econômicos, ambientais e sociais. Envelhecimento Ativo vai muito além da força de vontade individual.

Determinantes pessoais

A biologia que herdamos certamente influencia alguns aspectos da nossa saúde e longevidade. Mas, embora muitas doenças tenham componentes genéticos, a maior parte das vulnerabilidades associadas ao envelhecimento está relacionada a fatores de estilo de vida, ambiente e relações sociais. Nossa saúde é resultado de uma interação complexa entre nossa herança genética e nossas experiências. Nossos genes influenciam o temperamento que temos desde criança, que, por sua vez, molda as interações sociais que recebemos. E essas interações ajudam a moldar ainda mais nossa personalidade em formação. Nossas experiências podem até alterar a forma como nossos genes se expressam, e isso é um processo contínuo.

Minha mãe tinha muitas qualidades impressionantes, mas a principal era a autoconfiança. Aliada a seu senso de humor e sua sagacidade, sua autoestima lhe dava um carisma que a ajudava superar boa parte dos desafios da vida. Aonde quer que ela fosse, minha mãe chamava atenção sem qualquer esforço. Era uma mulher imponente, vaidosa e com um magnetismo inegável.

Certa vez, convidei-a para o jantar de um congresso médico. Um colega inglês a cumprimentou e elogiou seu vestido azul: "A cor é linda!". Ela conferiu a própria vestimenta em um relance e respondeu: "Sim, essa cor fica bem em mim, eu valorizo mesmo essa cor". Não era a cor que a valorizava, era ela quem valorizava a cor. Já bem mais velha, se alguém comentava que os outros a visitavam pouco, ela dizia: "Problema deles, não sabem o que estão perdendo".

Muitos dos meus amigos a chamavam de "Baronesa"; quando ela fez 100 anos, achei que ela merecia uma promoção e a presenteei com uma tiara comprada em uma loja de bijuterias, dizendo: "Agora você é minha rainha". Ela não se impressionou. "Prefiro ser princesa, é muito mais divertido. Você deita e rola no tapete vermelho sem maiores responsabilidades". Mesmo muito idosa, ainda conseguia surpreender. Ela morreu aos 103 anos.

O avô materno dos meus filhos também foi um centenário notável. Passou a vida sendo gentil e curioso. Mesmo doente, interessava-se pelas pessoas e mantinha o bom humor. Em seus últimos anos de vida, passou a frequentar mais o hospital, onde era conhecido por todos: recepcionistas, enfermeiros, faxineiros e até pelo diretor. O entra e sai no quarto era constante. Um dia, uma enfermeira nova viu meu filho e perguntou quem era. "É meu neto", respondeu o velho paciente. "E filhos, quantos o senhor tem?" Do alto de seus 102 anos, ele respondeu: "Por enquanto, só três!".

Manter a cabeça ativa é muito importante, nem preciso dizer. Ao longo da vida, as mudanças cognitivas tendem a seguir certos padrões. Algumas habilidades, como rapidez de raciocínio e resolução de problemas, costumam diminuir com a idade. Outras tendem a se consolidar e até crescer. Pessoas idosas muitas vezes se igualam ou superam as mais jovens em áreas onde experiência e julgamento fazem diferença.[87] Pesquisas mostram que, com o tempo, tendemos a valorizar mais as experiências positivas, nos importamos menos com a opinião dos outros, lidamos melhor com raiva e estresse, damos menos atenção ao que é trivial, somos mais abertos à reconciliação e menos propensos a assumir riscos.[88] O reconhecimento de que o tempo é limitado frequentemente leva à redefinição de prioridades e à busca por metas mais significativas.

Manter a mente ativa por meio de aprendizado contínuo, interações sociais e atividades estimulantes ajuda a construir uma reserva cognitiva que pode proteger o cérebro mesmo diante de doenças. Pesquisas recentes sugerem que muitas mudanças comportamentais relacionadas à idade são menos causadas pela degeneração cerebral e mais por uma reorganização ativa das conexões neurais.[89] Traços como otimismo, autoestima e estabilidade emocional estão ligados a melhores resultados de saúde, recuperação mais rápida e bem-estar geral.

É claro que o envelhecimento é também um processo relacional. A discriminação e o estigma que enfrentamos ao longo da vida se acumulam e se intensificam na velhice, criando desigualdades cumulativas. Para brasileiros negros, especialmente os de pele mais escura, a velhice muitas vezes chega com uma carga enorme de estresse racial e, frequentemente, de problemas de saúde relacionados. Entre pessoas idosas da comunidade LGBT+, esse acúmulo também é visível, agravado, muitas vezes, pela invisibilidade nos serviços de saúde. A geração atual de idosos LGBT+ é a primeira a ter assumido sua sexualidade abertamente em grande número, e muitos sofreram por isso. Como consequência, pessoas idosas LGBT+ enfrentam taxas mais altas de problemas de saúde, sofrimento psíquico e isolamento social em comparação com seus pares heterossexuais.

A boa notícia? Apesar de não podermos controlar todos os aspectos do envelhecimento, o que mais nos define são nossas ações e reações. A ciência é clara: nosso modo de pensar, de nos conectarmos com os outros e de nos adaptarmos às circunstâncias importa mais do que nossos genes. Manter a mente ativa, cultivar a resiliência e valorizar a diversidade fazem parte da receita do Envelhecimento Ativo. Em muitos sentidos, precisamos planejar e construir a pessoa idosa que queremos ser.

Determinantes físicos

É evidente que, em todas as fases da vida, os ambientes físicos onde vivemos e trabalhamos podem representar tanto ameaças quanto proteção para nossa saúde e bem-estar. Ambientes bem planejados promovem segurança física e interação social, além de reduzirem riscos de acidentes, doenças e incertezas no dia a dia. Para que todos possam exercer plenamente sua cidadania, é essencial que os ambientes estejam sempre se adaptando às necessidades de pessoas com menor capacidade funcional ou menos autonomia. Mas essas adaptações precisam ir além da acessibilidade básica e da segurança. Um ambiente ideal deve também cuidar do aspecto psicológico. Nossos horizontes podem ser ampliados, e não apenas limitados, pelo ambiente ao nosso redor.

No entanto, a realidade vivida por muitos brasileiros é bem diferente: o ambiente físico, muitas vezes, joga contra. O crescimento urbano desordenado, ou simplesmente mal planejado, impõe desafios enormes à saúde pública em todas as faixas etárias. A mobilidade, uma das condições mais básicas para a saúde, é frequentemente limitada, seja pela falta de calçadas adequadas ou iluminação precária, seja pela insegurança nas ruas. A infraestrutura de transporte também costuma ser deficiente. Faltam espaços públicos, especialmente áreas verdes, ou então os que existem são malcuidados.

Milhões de brasileiros vivem em locais expostos a riscos como tráfego intenso, zonas industriais com atmosfera poluída, ou moradias precárias em terrenos perigosos. Para muitos, a poluição – do ar, da água e sonora – atinge níveis extremos. No interior, o acesso a serviços de saúde básicos pode exigir viagens de dezenas ou até centenas de quilômetros. Com a intensificação das emergências climáticas, cada vez mais pessoas enfrentam eventos climáticos extremos – e, em muitos casos, de forma recorrente. Quem vive em ambientes mais precários é o mais vulnerável. E os idosos, muitas vezes, são os mais vulneráveis entre os vulneráveis. Durante uma recente onda de calor em São Paulo, a temperatura em bairros mais ricos, como os Jardins, chegou a ser, em média, dez graus mais baixa do que na periferia, localizada a meros quinze ou vinte quilômetros de distância.[90]

Mas, mesmo em regiões mais ricas, o ambiente físico pode limitar bastante a mobilidade e a participação social de pessoas idosas. As cidades ainda são, em sua maioria, pensadas para os jovens, os ágeis e, em muitos casos, para os homens. Não adianta, por exemplo, ter um bairro com calçadas lisas, guias rebaixadas nas esquinas e bancos ao longo do caminho, se as pessoas não conseguem atravessar as avenidas no tempo dado pelo semáforo.

Nos grupos focais com pessoas idosas que contribuíram para deslanchar o projeto piloto do que viria a se tornar o programa "Cidades e Comunidades Amigas da Pessoa Idosa" da OMS, um vilão em comum foi identificado. Em Copacabana, onde comecei a pesquisa, esse vilão era o motorista de ônibus, apontado como o "principal inimigo" dos idosos cariocas. Talvez seja mais justo dizer que o motorista era apenas o rosto mais visível de um problema sistêmico, que começa com o próprio design dos ônibus. Mesmo para muitos jovens com boa saúde, o embarque é difícil. Os degraus são altos e íngremes, a catraca é estreita e emperrada. É difícil entrar e chegar a um assento antes de o ônibus arrancar. A viagem é desconfortável por conta da suspensão dura, e muitos veículos sacolejam demais. Os motoristas sofrem enorme pressão para cumprir um número mínimo de viagens por turno. Se não atingem a meta, precisam fazer hora extra sem pagamento adicional. A solução? Acelerar o máximo possível. Parar menos. Reagir com impaciência a qualquer atraso. Passageiros idosos, que têm gratuidade, são vistos como indesejáveis pelos donos das empresas. Alguns motoristas relatam que são orientados a nem parar quando veem muitos idosos esperando. O resultado? Tensão, insegurança, desconforto, conflitos e um sistema de transporte público que não atende bem a ninguém, de nenhuma idade.

Erros como esses podem parecer irrelevantes, mas podem ter consequências graves para a saúde. Se alguém se sente limitado para se movimentar pelo espaço urbano, acaba ficando mais em casa, se exercita menos, interage menos com outras pessoas e se isola, acumulando fatores que representam riscos sérios à saúde.

Determinantes sociais

A força e a qualidade dos nossos vínculos sociais influenciam diretamente nossa capacidade de envelhecer bem, em todas as fases da vida. Relações familiares ou comunitárias saudáveis oferecem apoio emocional, reforçam comportamentos benéficos à saúde e melhoram o acesso a oportunidades como moradia, serviços, empregos, informação e recursos materiais. Pessoas com redes sociais sólidas costumam ter menor incidência de doenças cardíacas, vivem mais e apresentam melhores indicadores de saúde mental.

Por outro lado, certas características da vida moderna, como a maior mobilidade populacional e as mudanças frequentes de trabalho, acabam fragmentando essas relações. Cada vez mais, estudamos, trabalhamos e envelhecemos em lugares diferentes de onde nascemos ou nos criamos. Em alguns casos, essas escolhas fazem sentido em um contexto de trabalho, mas se tornam inadequadas na aposentadoria. Muitas pessoas estão envelhecendo longe dos ambientes sociais que moldaram sua identidade, e retornar a esses lugares nem sempre resulta na reconexão esperada. Como sempre digo, certas pessoas envelhecem em terras estrangeiras mesmo que sejam as terras onde nasceram.

Como já mencionado, o acesso à educação é um determinante social fundamental, com benefícios mensuráveis para a saúde. Pessoas com mais escolaridade tendem a viver mais e com mais qualidade. Isso acontece, em parte, porque a educação abre portas para melhores empregos, renda mais alta e condições de vida mais seguras. Mas também porque promove autoestima, amplia o repertório de interações sociais e fortalece o letramento em saúde, tanto a própria quanto a daqueles com quem convivemos, o que leva a hábitos mais saudáveis e à preservação da cognição.

No entanto, no nosso modelo social atual, as redes de relacionamento tendem a diminuir com a idade. Mudanças no estado civil, problemas de saúde e perdas por morte, por exemplo, tornam as pessoas idosas mais vulneráveis. Justamente quando seriam mais necessárias, a participação em cursos e a aprendizagem ao longo da vida tendem a cair. É por isso que iniciativas como o Serviço Social do Comércio (Sesc) devem ser valorizadas. O Sesc é uma instituição privada criada em 1946 que está presente em praticamente todos os cantos do Brasil. Ao longo das últimas décadas, essa entidade promoveu inclusão socioeducativa e transformou vidas. É também uma instituição pioneira, com mais de 60 anos de atuação voltada à população idosa. O número de brasileiros mais velhos que se beneficiaram de suas atividades é incalculável. O Sesc é um agente poderoso de participação social no Brasil, promovendo cidadania, fortalecendo os laços comunitários, ampliando o acesso à cultura e ajudando a combater a insegurança.

Assim como exercícios com peso ajudam a conter a perda muscular, o exercício das conexões sociais na velhice ajuda a enfrentar as perdas sociais naturais desta fase da vida.

Minha mãe, ao chegar aos 80, comentou: "Meu filho, agora só faço amizades com quem tenha pelo menos vinte anos menos que eu; os amigos antigos estão todos se isolando ou morrendo".

O isolamento social é um fator de risco grave para a saúde e o bem-estar.[91] Ele está ligado ao aumento de doenças, mortalidade, declínio cognitivo e perpetuação de comportamentos prejudiciais. O custo humano e econômico é enorme e insustentável, mas sabemos como enfrentá-lo. Intervenções eficazes incluem políticas que incentivam o aprendizado contínuo, o trabalho, o voluntariado, o contato entre gerações e o papel de mentores. Sabemos também que garantir segurança, mobilidade, acesso aos espaços públicos e inclusão digital é fundamental. O que falta é reconhecer que a solidão é uma epidemia contemporânea que afeta a todos nós, não só os idosos, e exige uma resposta robusta de saúde pública.

Determinantes econômicos

Nossa capacidade de envelhecer bem é profundamente influenciada pelas condições econômicas vividas ao longo da vida. Desde a infância, a renda familiar pode determinar o acesso e a qualidade da moradia, alimentação, educação, trabalho e saúde. O "sorteio" de onde e de quem nascemos pode desencadear uma sequência de vantagens ou desvantagens para a vida toda. Sabemos disso, mas muitas vezes escolhemos ignorar essa realidade ao julgar duramente quem envelhece com problemas de saúde. Muitos aplaudem seus próprios resultados positivos enquanto culpam os outros por suas dificuldades, mesmo quando essas têm origem antes do nascimento. Além disso, milhões de brasileiros carregam desvantagens que atravessam gerações. O fator "sorte" (nascer em determinada família, bairro ou contexto) pesa muito mais do que o chamado "mérito". Afinal, ninguém escolhe a família em que vai nascer. Mesmo assim, insistimos em glorificar a ideia de meritocracia.

A segurança financeira continua sendo essencial para a saúde, bem-estar e participação social ao longo da vida. Fatores como patrimônio familiar, condições de trabalho e acesso à previdência ou transferências sociais podem proteger ou expor ainda mais as pessoas. A insegurança financeira, o trabalho precário e a falta de proteção social aprofundam desigualdades que se acumulam com o tempo. Na velhice, isso se traduz em mais doenças crônicas, limitações funcionais, sofrimento psicológico e até morte precoce. Estudos mostram que idosos com menos recursos econômicos têm maior propensão à depressão, solidão, obesidade e distúrbios do sono.[92]

Mas a renda não é o único fator. As condições de trabalho também importam. Para contribuir com o envelhecimento saudável, o trabalho precisa ser digno. Segundo a Organização Internacional do Trabalho (OIT), isso significa emprego com remuneração justa, segurança, proteção social e oportunidades de crescimento, de ser promovido.[93] Um trabalho digno oferece mais que renda: ele promove vínculos sociais, aprendizado e propósito. O desemprego crônico ou o subemprego levam à insegurança econômica e a piores condições de saúde. A "uberização" do trabalho, embora traga flexibilidade, aumenta o isolamento e a vulnerabilidade no ambiente profissional. O trabalho está ficando mais e mais precário para muitos.

Aposentadorias públicas ou privadas, contributivas ou não, são fundamentais para a segurança financeira na velhice. Ainda assim, mais da metade da população mundial acima da idade de aposentadoria não recebe benefício algum.[94] Em muitos países de baixa renda, a maioria dos idosos não tem renda regular. Onde os sistemas previdenciários são mais sólidos, principalmente para as mulheres, os resultados de saúde são melhores. No Brasil, as aposentadorias não contributivas têm sido transformadoras. Além de melhorar a vida dos idosos, beneficiam famílias inteiras, aquecem a economia local e contribuem com a nutrição e educação das crianças ao reduzir o trabalho infantil. Benefícios como o seguro-desemprego e os programas de assistência social também promovem bem-estar geral. Estudos mostram que benefícios generosos estão associados a maior satisfação com a vida e menores taxas de suicídio.[95] Transferências em forma de alimentos ou subsídios de moradia também ajudam comunidades a manter estabilidade.

Em quase todos os países, o número de trabalhadores mais velhos está aumentando, e no Brasil a participação no mercado de trabalho de pessoas com 60 anos ou mais cresceu mais do que entre jovens e adultos.[96] E com a queda na força de trabalho jovem, essa tendência deve continuar. Muitos governos e empresas já estão adotando políticas para prolongar a vida profissional, oferecendo aposentadorias flexíveis, trabalho em meio período, ambientes mais ergonômicos e programas de requalificação. Os ganhos econômicos potenciais são significativos. Um estudo da Deloitte estimou que um aumento de apenas 5% na participação de trabalhadores mais velhos pode gerar até 2,4% de crescimento no PIB.[97] Mas é claro que nem todo tipo de trabalho pode ser estendido, nem todo trabalhador tem condições de continuar por mais tempo. É preciso cuidado. Muitos idosos, em especial as mulheres, continuam trabalhando por necessidade, muitas vezes em condições indignas.

Capítulo 12

Construindo resiliência em todas as idades

Podemos nos tornar mais ou menos vulneráveis dependendo de como pensamos e reagimos diante de diferentes situações.

George A. Bonanno, professor de psicologia clínica na Teachers College, Universidade Columbia

Adversidades fazem parte da vida de todos nós, embora possam afetar mais profundamente algumas pessoas do que outras. É importante entender que a adversidade por si só não é um bom indicativo de como vamos viver no futuro. O que realmente faz diferença são as nossas reações a essas adversidades, são os recursos que temos para lidar com elas, é o contexto em que vivemos nossa trajetória. A partir disso é que vamos desenvolver nossa capacidade de enfrentar as dificuldades que surgem ao longo da vida e, face a elas, construir nossa resposta única e pessoal.

Somos mais do que fórmulas prontas, não somos máquinas que saem de fábrica com a mesma programação. Pesquisas sobre neuroplasticidade confirmam que o cérebro humano não é rígido, seu funcionamento e até sua estrutura física podem modificar significativamente ao longo do tempo, mesmo na velhice.[98] Hoje, com imagens de ressonância magnética, conseguimos ver isso bem de perto. Todos nós, em qualquer idade, temos grande capacidade de desenvolver respostas mais positivas. Nossa habilidade de aprender ao longo da vida nos dá as ferramentas para agir de forma diferente. Ser humano é estar em constante transformação, e cada experiência que vivemos nos convida a nos redescobrir e a mudar nossa forma de ver o mundo. O objetivo não deve ser apenas sobreviver à jornada do envelhecimento, que pode ser imprevisível e até hostil, e sim florescer ao longo dela.

Entendemos a resiliência como a capacidade de acessar recursos internos e externos para se adaptar, resistir e crescer diante de desafios, e essa não é uma característica que simplesmente herdamos: podemos desenvolvê-la. Estudos mostram que as práticas de atenção plena (*mindfulness*) ajudam a nos aproximar de experiências que fazem parte do viver, reconhecer padrões prejudiciais e reagir de forma mais consciente e positiva.[99] A atenção plena não elimina as adversidades, mas pode tornar nossas respostas mais flexíveis e saudáveis, mesmo diante de perdas profundas. Mesmo quem já passou do auge da capacidade funcional, caindo abaixo do limiar de dependência, pode recorrer às reservas internas que acumulou ao longo da vida para se recuperar de traumas e continuar evoluindo pessoalmente. No entanto, uma resiliência forte não deve servir como desculpa para aceitar adversidades injustas, nem alimentar a fantasia de uma autossuficiência heroica. Essa ilusão, por si só, pode levar a uma trajetória autodestrutiva.

No limiar dos anos 2000, o psicólogo estadunidense Martin Seligman propôs que o exercício da psicologia não deveria se concentrar apenas na doença mental, mas também no que faz a vida valer a pena, de forma que os profissionais explorassem a felicidade, o bem-estar e o potencial humano, fundando assim o campo da psicologia positiva. Segundo ele, bem-estar é algo que pode ser medido, ensinado e aprendido. Trazendo essa ideia para a nossa realidade e os dias de hoje, Seligman criou um caminho prático para fortalecer a nossa resiliência, que ele chamou de Modelo PERMA:

- ***Positive emotions*** **(emoções positivas):** cultivar gratidão e otimismo ajuda a encarar os desafios com mais leveza;
- ***Engagement*** **(engajamento e fluxo):** atividades significativas aumentam o senso de propósito e reduzem o estresse;
- ***Relationships*** **(relacionamentos positivos):** conexões sociais são fundamentais para a saúde emocional;
- ***Meaning*** **(significado e propósito):** sentir-se parte de algo maior fortalece a resiliência;
- ***Accomplishments*** **(realizações e conquistas):** estabelecer e alcançar metas gera confiança e sensação de controle sobre a própria vida.

Além desses cinco elementos, o modelo PERMA tem componentes adicionais que contribuem para alcançarmos nosso bem-estar geral, como aprender a cultivar o otimismo, praticar atividade física com regularidade, manter uma boa alimentação e desfrutar de sono de qualidade.

No entanto, o fardo de construir resiliência não pode recair apenas sobre o caráter individual. A presença de fatores de proteção cumulativos – redes familiares e de amizade sólidas, ambientes seguros e acolhedores, políticas públicas bem estruturadas e uma cultura de cuidado – faz com que a resiliência seja uma meta mais alcançável. Sem esses elementos, é muito mais difícil desenvolvê-la. Pessoas que foram sistematicamente excluídas da sociedade não podem ser culpadas por não terem encontrado "trajetórias positivas e saudáveis" na vida. Precisamos levar em conta as dinâmicas de poder ou da falta dele.

Assim, promover a resiliência exige ação em três níveis:

- **Individual:** desenvolvimento pessoal de habilidades para lidar com desafios e aprendizagem ao longo da vida;
- **Comunitário:** fortalecimento de redes sociais e participação cívica;
- **Sistêmico:** investimento em segurança, políticas inclusivas e ambientes que favoreçam o bem-estar.

Em 2009, fui convidado para integrar um grupo de especialistas internacionais (*Thinkers in Residence*) e trabalhar junto ao governo estadual da Austrália do Sul para transformar áreas estratégicas daquela região no centro-sul da Austrália. O resultado mais concreto do programa foi a criação do Centro de Bem-Estar e Resiliência (Wellness & Resilience Centre; W&RC, na sigla em inglês) no Instituto Sul-Australiano de Pesquisa em Saúde e Medicina (South Australian Health and Medical Research Institute; SAHMRI, na sigla em inglês). Inspirado nas técnicas da psicologia positiva desenvolvidas por Martin Seligman, o Centro adotava uma abordagem sistêmica para promover resiliência e prevenir doenças mentais em todo o estado. O projeto adotou a estratégia de liderar, medir, construir e integrar a resiliência, mostrando que intervenções baseadas em evidências podem ser adaptadas e ampliadas com grande impacto social.

Alguns ambientes são, sem dúvida, mais desafiadores do que outros. E mesmo quando compartilhamos os mesmos espaços ou ambientes, nossas experiências não são as mesmas e também há fatores externos que influenciam todas as dimensões da vida. Para tudo isso, é preciso estabelecer ações coletivas, como enfrentar as causas da vulnerabilidade, fortalecer a capacidade e a preparação em todas as idades, incluir no desenho das políticas públicas elementos que permitam a cada um gozar de segurança para expressar sua cultura, criando caminhos mais diretos para a cidadania ativa em todas as suas dimensões.

Como reflexo da concepção do Marco Político do Envelhecimento Ativo e em resposta às limitações comuns enfrentadas por pessoas idosas, a Organização Mundial de Saúde (OMS) estimula ações que possibilitem o desenvolvimento de espaços *age-friendly*, ou seja, ambientes amigáveis para todas as idades, quaisquer que sejam elas. É um conceito aplicado em áreas como planejamento urbano, arquitetura, comércio, saúde, educação, regulamentações, serviços e produtos, que parte da perspectiva das pessoas mais velhas para enxergar o mundo e facilitar seu engajamento com o ambiente ao redor. Construir um mundo amigável ao idoso, colocando as necessidades dos mais velhos no centro do processo, é o que permite orientar, nutrir, consolidar, monitorar e defender o desenvolvimento contínuo de cidades e políticas verdadeiramente amigáveis para todas as pessoas de todas as idades.

Aprender com experiências traumáticas pode ser uma fonte poderosa de crescimento pessoal. A arte, em todas as suas formas, é uma expressão profunda de resiliência, permitindo que cada um conte sua própria história. No Brasil, poucos exemplos são tão emblemáticos quanto a canção *Volta por Cima* (1962), escrita por Paulo Vanzolini (1924-2013), que se tornou um verdadeiro hino à capacidade de se reinventar. Sua letra, marcada pela célebre frase "Levanta, sacode a poeira e dá a volta por cima", traduz a determinação de um povo que, diante das adversidades, insiste em recomeçar. Mais que bordão popular, é símbolo cultural da nossa resiliência coletiva.

Capítulo 13

O projeto Cidades e Comunidades Amigas da Pessoa Idosa

Nos morros verdes do Rio
Há uma mancha a se espalhar:
São os pobres que vêm pro Rio
E não têm como voltar.[100]

Elizabeth Bishop (1911-1979), poeta estadunidense

Foi durante meu período como diretor do Departamento de Envelhecimento e Curso de Vida da Organização Mundial de Saúde (OMS) que lançamos o *Guia global de cidades amigas da pessoa idosa*, em 2007. Dois anos antes, já havia apresentado o conceito à comunidade científica internacional, na abertura do 18º Congresso Mundial da Associação Internacional de Gerontologia e Geriatria (IAGG, na sigla em inglês). A premissa era simples e poderosa: o ambiente construído e as relações sociais que nele se desenvolvem podem tanto promover saúde e bem-estar quanto dificultá-los ou mesmo impedi-los.

Não foi por acaso que o projeto nasceu em 2007. Desde 1994 eu trabalhava no sistema da ONU e sabia, com alguns anos de antecedência, que a organização anunciaria em breve um marco histórico: pela primeira vez, a maioria da população mundial passaria a viver em áreas urbanas, e não em áreas rurais. Até 2050, projeta-se que 68% da humanidade seja urbana. Estava claro para mim que duas forças definiriam o século XXI: envelhecimento populacional e urbanização. E que ambas estariam intimamente interligadas.

Copacabana, de protótipo a modelo global

Copacabana, meu bairro natal, foi o ponto de partida. Às vésperas do Congresso da IAGG de 2005, no Rio de Janeiro, conduzimos uma pesquisa qualitativa com pessoas idosas moradoras do bairro. Copacabana é um retrato concentrado do Brasil: de um lado, a orla de alto padrão; depois, as camadas médias; e, subindo os morros, a pobreza das favelas. Em um espaço reduzido, convivem contrastes e contradições sociais que refletem o país como um todo. Desde os anos 1930, Copacabana influencia a cultura nacional e, demograficamente, antecipa o futuro do Brasil: é um laboratório vivo.

Ouvir os idosos de Copacabana naquele momento foi revelador. Muitos falavam do transporte caótico, da dificuldade de atravessar ruas largas, do medo de sair de casa à noite, mas também destacavam a riqueza dos vínculos sociais e culturais que o bairro proporcionava. Era um retrato de como a cidade pode ser, ao mesmo tempo, fonte de obstáculos e de possibilidades. Essa escuta atenta se tornou a alma do projeto: não bastava olhar para o envelhecimento em abstrato, era preciso enxergá-lo dentro das calçadas, das praças, dos mercados e das casas onde ele acontece de fato.

Organizamos grupos focais com moradores idosos, divididos por idade e gênero. Ouvimos suas percepções sobre o que funcionava e o que precisava mudar. Estruturei a palestra de abertura do Congresso a partir desses achados, certo de que surpreenderia os 4 mil delegados de 63 países, que jamais associariam Copacabana ao envelhecimento.

A repercussão foi imediata. Logo depois, batalhei por apoio para transformar a ideia em um projeto global. Consegui parceria com Margaret Gillis, da Agência de Saúde Pública do Canadá (PHAC), que financiou um workshop em Vancouver, em março de 2006. Lá reunimos gerontólogos, urbanistas, representantes da sociedade civil e delegados das primeiras doze cidades comprometidas em participar. Daquele encontro nasceu o Protocolo de Vancouver, que definiu oito domínios essenciais para avaliar a "amigabilidade" das cidades: espaços públicos, transporte, habitação, participação social, respeito e inclusão, participação cívica e emprego, comunicação e informação, apoio comunitário e serviços de saúde.

O impacto foi imediato: cidades que nunca tinham colocado a questão do envelhecimento em sua pauta urbana passaram a repensar suas prioridades. Não se tratava apenas de acessibilidade física, mas de transformar a cidade em um espaço de pertencimento, em que os mais velhos pudessem circular, se expressar e participar ativamente da vida comunitária. Esse olhar integrado abriu portas para novas parcerias, atraiu gestores de diferentes áreas e inspirou políticas que seguem sendo replicadas até hoje.

Poucos meses depois, já coordenávamos pesquisas qualitativas em 33 cidades de diferentes portes e continentes – de megacidades como Tóquio e Cidade do México a localidades pequenas como Melville, na Austrália. A OMS financiou organizações em países em desenvolvimento para garantir sua inclusão. Os resultados foram reunidos no *Guia global de cidades amigas da pessoa idosa*, lançado em 2007, que até hoje é o documento central da Rede Global da OMS.

O projeto foi também um desdobramento natural da filosofia do Envelhecimento Ativo da OMS. Colocava em prática princípios fundamentais: "nada para nós sem nós", com pessoas idosas no centro das decisões; promoção da saúde ao longo de todo o curso da vida; enfrentamento dos determinantes sociais; e cidadania ativa como objetivo final. Porque uma cidade amiga da pessoa idosa não é apenas calçada rebaixada ou ônibus acessível: é também respeito, pertencimento e segurança emocional.

Crescimento e desafios

O movimento cresceu. Hoje, mais de 1.700 cidades e comunidades são parceiras registradas da OMS, e milhares adotaram seus princípios informalmente. Mas ainda há desafios. Muitas iniciativas perdem força por falta de rigor ou por uso político superficial. Ser cidade amiga da pessoa idosa não é selo, é processo. E precisa nascer de baixo para cima, ouvindo a população idosa em seu contexto real. Sem isso, o risco é transformar um ideal em slogan vazio.

Minha relação com Copacabana, porém, vinha de antes. Em 1997, quando a ONU preparava o Ano Internacional da Pessoa Idosa de 1999, organizamos uma caminhada intergeracional na orla. Jovens e idosos partiram de pontos opostos, embalados por rodas de samba, crianças distribuindo flores, grupos de capoeira e organizações da sociedade civil com suas bandeiras. Encontraram-se no meio da praia para um show de músicos com mais de 75 anos. Foi uma celebração vibrante do envelhecimento ativo físico, social e cultural. Repetimos a experiência em 1998 e incentivamos cidades de todo o mundo a fazer o mesmo em 1999.

No Dia Internacional da Pessoa Idosa daquele ano, as celebrações começaram em Auckland e circularam o planeta por 24 horas. Mais de 3 mil cidades participaram, no que se tornou o maior evento de promoção da saúde da história. Chamamos de "Abraço Mundial do Envelhecimento Ativo". Foi mais que uma festa: foi uma declaração de que envelhecer é uma experiência coletiva, a ser celebrada e defendida.

Esse episódio mostrou que símbolos e mobilizações culturais têm força comparável à de grandes políticas públicas. O impacto não estava apenas nas ruas lotadas, mas no imaginário coletivo: o envelhecimento ganhava visibilidade positiva, associado à vitalidade, ao encontro de gerações, à música e à celebração da vida. O "abraço mundial" foi um lembrete de que políticas e cidades só fazem sentido quando enraizadas na cultura e no afeto das pessoas. E talvez por isso tenha se tornado um marco tão poderoso: porque falou não apenas à razão, mas também ao coração.

Capítulo 14

Idadismo, o último grande tabu

Um esforço público-privado focado em acabar com a discriminação etária para trabalhadores com mais de 50 anos acrescentaria US$ 3,9 trilhões de dólares à economia dos Estados Unidos em 2050.

Ashton Applewhite, escritora e ativista estadunidense

Não deveríamos ser julgados pela simples contagem dos anos que ainda nos faltam para morrer. No entanto, é exatamente isso que acontece, e com grande frequência. Na maioria das sociedades modernas, predomina a percepção de que vamos perdendo valor à medida que envelhecemos. Talvez seja, de todas as formas de discriminação, a menos questionada. Consequentemente, não surpreende que tantas pessoas tentem se dissociar da velhice e tenham dificuldade em nela se reconhecer. "Velho, eu?" Velho é sempre o outro.

Essa negação é também uma forma de estar fora de sintonia com o tempo. Para muitos, a tal da "velhice" chega como a coisa mais súbita da vida, seja pelo reflexo inesperado no espelho ou pelo assento oferecido no transporte público, seja por uma doença imprevista. Como se esquecessem que todos nós estamos, felizmente, um dia mais velhos a cada dia.

Nos últimos anos, tornou-se comum, em nome da inclusão, que ao iniciarmos uma palestra ou live descrevêssemos nossa aparência física: "Sou um homem pardo", "Uso óculos de armação preta", "Estou vestindo um paletó cinza". Cada vez mais, tenho acrescentado: "Sou um velho, careca, com rugas que contam os sabores e dissabores de uma longa vida, de barba branca e aparada". É meu modo de desconstruir a palavra "velho", resgatando-a de imagens estereotipadas de fragilidade ou obsolescência. Não há mal algum em precisar de ajuda, em usar um andador, em já não ter o vigor de cinquenta anos antes. O problema é impor invisibilidade ao grupo populacional que mais cresce no mundo. Cabe a nós, pessoas mais velhas, assumir frontalmente essa condição, e cabe também aos jovens entender que a melhor coisa que lhes pode acontecer é envelhecer. Caso contrário, alguém terá de perguntar: "Você prefere a única alternativa?". Estamos todos no mesmo barco, uns na proa, outros na popa, mas todos envelhecendo, no gerúndio, nesse processo inexorável.

Idadismo

O termo "idadismo" foi cunhado em 1969 por meu grande amigo e mentor Robert Butler (1927-2010), médico gerontólogo considerado o mais influente do século XX. Butler fundou o International Longevity Centre em 1995, instituição que presidi após seu falecimento. Foi também o criador e primeiro diretor do Instituto Nacional de Envelhecimento (NIA, na sigla em inglês), em Washington, nos Estados Unidos. Homem à frente de seu tempo, escreveu com a esposa, Myrna Lewis, o livro *Sexo e amor na terceira idade*[101] e *Why Survive?: Being Old In America* [Por que sobreviver?: Ser velho nos Estados Unidos][102], sendo este último vencedor de um dos mais prestigiosos prêmios literários dos Estados Unidos, o Pulitzer de Não Ficção Geral, em 1976.

Ainda hoje, mais de meio século depois, continua sendo um tema tabu em muitas sociedades.

Inspirando-se em termos como *racism* (racismo) e *sexism* (sexismo), Butler escolheu a raiz *age* (idade) para criar *ageism*: "estereotipagem sistemática e discriminação contra pessoas simplesmente por serem velhas". Foi um passo decisivo para dar nome a uma injustiça universal, mas até então invisível. Afinal, enquanto outros preconceitos já vinham sendo denunciados e combatidos, a discriminação por idade permanecia naturalizada, quase aceita como parte da ordem das coisas.

No Brasil, porém, há quem tenha optado por traduzir *ageism* como "etarismo". Confesso que nunca me convenceu. A palavra soa excessivamente técnica e, em vez de esclarecer, muitas vezes confunde. Há alguns anos, uma vizinha de 87 anos me disse, entre irônica e indignada: "Quando ouço essa palavra, penso que estão me chamando de otária". Ela tinha razão em desconfiar. O termo não comunica o peso real da experiência; suaviza algo que é, na prática, doloroso e injusto. "Idadismo" é mais direto, traduz de forma simples e contundente o que significa ser discriminado pela idade.

Costumo dizer que o etarismo é uma jabuticaba: só dá aqui no Brasil. Não conheço outro país onde o termo tenha sido adotado dessa forma. Pode até parecer sofisticado em alguns contextos acadêmicos, mas corre o risco de mascarar a violência real da prática. Idadismo, ao contrário, é palavra que incomoda, que dói no ouvido porque dói na pele de quem a sofre. E é justamente esse incômodo que precisamos provocar, para que o preconceito não siga escondido atrás de eufemismos.

Assim, o idadismo é qualquer julgamento baseado na idade e pode atingir tanto os mais velhos quanto os mais jovens. Um jovem pode ser visto como "verde demais" para assumir liderança ou receber treinamento. Mas há uma diferença fundamental: a juventude passa; a velhice permanece. Se alguém é considerado inexperiente aos 25 anos, aos 35 ou 40 esse rótulo se dissipa. Para as pessoas idosas, o estigma se intensifica com o tempo. Quem sofre idadismo aos 65 anos provavelmente enfrentará mais preconceito aos 75, aos 85, aos 95. Em sociedades obcecadas pela juventude, o peso recai com mais força sobre os mais velhos. E é um preconceito universal: atinge até mesmo o CEO de uma multinacional ou o político mais poderoso. Ninguém está imune.

Sempre digo aos mais jovens que lutamos contra o idadismo não apenas por nós, mas por eles também. Quero que os mais jovens trabalhem conosco para que envelheçam em um mundo mais justo e menos intolerante. Minha briga não é mais simplesmente em causa própria; é muito mais pelas próximas gerações, que almejam envelhecer em um mundo que as acolha e as respeite mais.

Todo preconceito nasce de estereótipos, e todo estereótipo nasce de uma suposição preguiçosa de achar que "todo mundo é igual". Mas pessoas idosas estão longe de serem iguais. Quanto mais envelhecemos, mais diferentes nos tornamos. Tivemos mais tempo para acumular histórias, percursos e escolhas. Se começamos a vida de maneira parecida, chegamos à velhice em pontos muito distintos. Essa diversidade leva tempo para florescer. Por isso, os idosos formam hoje o grupo mais heterogêneo da sociedade. Cada pessoa traz sua história, sua trajetória, sua marca única. Ignorar essa riqueza e diversidade cultural por preconceito é desperdiçar um patrimônio social incalculável.

Nem sequer há consenso sobre quando começa a velhice. Sociedades estabelecem pontos arbitrários – 60, 65, 70 anos – por conveniência, mas tudo depende do contexto. Um atleta olímpico pode ser "velho" aos 30 anos. Já para ser presidente do Brasil, essa mesma idade é considerada jovem demais. A verdade é simples: envelhecemos desde o nascimento. O que nos torna "velhos" não é a quantidade de anos vividos, mas as experiências acumuladas e nossa forma de encararmos a passagem do tempo.

E todos nós, cedo ou tarde, enfrentaremos o idadismo. Para alguns, ele chega como surpresa. Para muitos outros, soma-se a um histórico de desigualdades relacionadas a questões de raça, gênero, classe e orientação sexual, aprofundando vulnerabilidades. O preconceito etário nunca anda sozinho; ele se cruza com outras exclusões e injustiças. E, por isso mesmo, combatê-lo é urgente: porque não há sociedade saudável onde se discrimine justamente aqueles que, com sorte, todos seremos um dia.

As muitas facetas do idadismo

Vivemos em uma sociedade que, em geral, valoriza a juventude e tende a desprezar a velhice. As propagandas exaltam rostos sem rugas, corpos sempre ativos e a ideia de que envelhecer é algo a ser evitado. Nessa lógica, a idade deixa de ser apenas um marcador do tempo vivido e se transforma em critério para julgar o valor das pessoas. Esse preconceito, muitas vezes invisível, opera silenciosamente em nossas instituições e em nossas relações cotidianas. É por isso que precisamos nomeá-lo, compreendê-lo e enfrentá-lo com clareza.

Considero que o idadismo é escrito com muitos Is. Como outros "ismos", o idadismo se apoia em uma *ideologia* de supremacia. Esse é o primeiro "I". Parte da crença de que um grupo de pessoas vale mais que outro, quase sempre sustentada por quem detém o poder. Essa lógica infiltra-se facilmente nas instituições, já que são justamente os poderosos que moldam e controlam os sistemas. Assim, instala-se a percepção de que determinados grupos "merecem menos". Barreiras são erguidas, exclusões são aplicadas, muitas vezes de modo explícito, outras de forma sutil ou até inconsciente. Aos poucos, o preconceito se sistematiza, se *institucionaliza,* o segundo "I", ganhando força nas normas e práticas sociais que moldam nosso cotidiano.

Logo, ele se manifesta também nas relações *interpessoais*, o terceiro "I". Falas e gestos cotidianos reforçam a ideia de que certos grupos não têm valor; suas vozes são abafadas, relegadas ao silêncio e ao desdém. A piada que diminui, o olhar que desqualifica, a palavra "velho" usada como insulto: tudo isso alimenta estereótipos. As desigualdades se somam, se cruzam e se acumulam em um processo de interseccionalidade que amplia o impacto da exclusão.

Por fim, talvez o ponto mais perigoso e o objetivo último dos ideólogos do preconceito: ele é *internalizado*, o quarto "I". As próprias pessoas marginalizadas passam a acreditar que valem menos do que as outras. Quase sem perceber, aceitamos expectativas rebaixadas, autodesprezo e até a negação da própria velhice. Nossos direitos humanos não diminuem com a idade, mas criamos estruturas sociais que insinuam o contrário.

No Brasil, o problema é agravado por mais um "I": o da *inequidade*, um terreno fértil onde todos os preconceitos florescem. A interseccionalidade evidencia isso de forma brutal: pensemos em uma mulher com baixa escolaridade, pobre, vítima de violência doméstica, negra, talvez com deficiência, baixa autoestima e que, ainda por cima, ousa envelhecer. Se for uma pessoa LGBT+, o peso se multiplica. Quanto mais marcadores de exclusão, maior o fardo. O resultado é um ciclo de vulnerabilidade que não nasce apenas do número de anos vividos, mas de como a sociedade escolhe valorizar – ou desvalorizar – essas vidas.

Quem deve combater o idadismo?

O idadismo é uma questão de poder. É um ataque à humanidade; ele limita, exclui e até mata. Apenas ter consciência disso não basta. Precisamos reagir a essa forma de agressão. Como tão bem articulou Angela Davis, uma expoente maior do ativismo contra o racismo nos Estados Unidos, em diversas ocasiões: não basta não ser racista, é preciso assumir uma postura antirracista. O mesmo raciocínio se aplica a todos os outros "ismos". Não basta simplesmente declarar "não sou idadista", e sim assumir-se anti-idadista. Dizer que "não é idadista" é apenas negação. Ser anti-idadista é investir-se no compromisso com profundas mudanças, começando em nós próprios. Isso requer autoeducação, discernimento e empatia. Exige reflexão constante e ação intencional. Seja qual for a nossa idade, ser anti-idadista significa buscar conhecimento, questionar os próprios preconceitos, denunciar discriminações onde quer que surjam e lutar, sem concessões, pela plena dignidade e cidadania em todas as fases da vida.

Apesar de alguns avanços recentes, o idadismo, tanto explícito quanto implícito, ainda é comum em todos os contextos. Muitas vezes sequer é questionado, pois se esconde sob a capa da "brincadeira" ou da "normalidade". Seja internalizado ou externo, visível ou oculto, o idadismo tem efeitos negativos comprovados na saúde. Pode ser, inclusive, o maior obstáculo para um envelhecimento saudável e ativo. Pesquisas mostram que a forma como encaramos a velhice impacta nosso corpo até o nível celular: crenças negativas aumentam a vulnerabilidade a doenças, enquanto atitudes positivas ampliam longevidade e bem-estar. Em momentos de crise, como a pandemia de Covid-19, as consequências do idadismo se tornam ainda mais evidentes, seja nas prioridades de atendimento médico, seja no discurso público que naturalizou a perda de vidas idosas.

Em escala global, o idadismo também se reflete na ausência de uma legislação internacional sólida e vinculativa para proteger os direitos das pessoas idosas, o grupo populacional que, repito, mais cresce no mundo. Minha esperança é que nossa contínua luta pela criação de uma Convenção Internacional em Defesa dos Direitos das Pessoas Idosas, no âmbito das Nações Unidas, seja finalmente exitosa. Após anos de resistência dos países mais desenvolvidos, o Alto Comissariado de Direitos Humanos em Genebra aprovou, em abril de 2025, por unanimidade, uma resolução dando sinal verde para o início dos trabalhos de redação. Será um marco histórico, comparável à Convenção dos Direitos da Criança ou da Pessoa com Deficiência, e um passo essencial para que o envelhecimento seja reconhecido como parte digna da condição humana.

Conclusão

Estamos preparados para envelhecer?

A maior fonte de energia renovável não é nem eólica nem solar, e sim a de pessoas idosas.

Linda P. Fried, geriatra e epidemiologista estadunidense

A velhice deixou de ser um clube exclusivo como era no passado. Hoje, é muito mais ampla e se espalha por praticamente todas as regiões do mundo. Décadas foram adicionadas à trajetória humana, o equivalente a uma geração inteira ao longo do nosso curso de vida, uma das maiores conquistas sociais do último século. Não somos mais "os outros"; todos os que leem este texto já estão nessa fase – ou estarão em breve. Essa revolução da longevidade é certamente um divisor de águas para a humanidade.

Mas agora chegamos ao ponto em que isso precisa se transformar no grande projeto do nosso tempo: colocar mais vida dentro desses anos. Não é apenas viver mais; é viver melhor, com propósito, vínculos e cidadania ativa. Esse novo espaço amplo da velhice não é periferia: é centro cultural, econômico e político. Nele estão experiências, memórias institucionais, redes de cuidado, capacidade de mediação, ou seja, ativos negligenciados que podem mover a sociedade.

Envelhecer não é uma condição estática. Pelo contrário, é um processo relacional altamente dinâmico. Enquanto estivermos vivos, ele está em curso, é o grande unificador humano que nunca se completa. A jornada do envelhecimento das nossas primeiras décadas, quando atingimos o auge da capacidade funcional, tem características diferentes da que vem depois, mas faz parte da mesma jornada. Não nos tornamos uma pessoa diferente ao envelhecer, e sim mais daquilo que já somos e fomos: mais únicos, em constante evolução e mais complexos, com todas as nossas forças e vulnerabilidades acumuladas.

É nesse novo e ampliado espaço da velhice que encontramos as expressões culturais mais ricas e diversas. É aqui que a reinvenção do envelhecer humano se manifesta com mais força. E é aqui que estão os ativos mais negligenciados da humanidade.

Parte dessa reinvenção vem de uma geração que já inventou uma etapa da vida lá atrás: criamos a adolescência como transição entre infância e vida adulta; agora inauguramos a gerontolescência, um degrau entre a vida adulta e a velhice, medido menos por idade e mais por funcionalidade e atitude. Recusamos rótulos, empurramos fronteiras e abrimos caminho para quem vem depois.

Estamos criando a transição que nos leva a uma velhice redefinida. Resistimos aos estereótipos sobre o envelhecimento. Recusamos ser definidos pelos outros – ontem, enquanto jovens, e hoje, envelhecidos. Nesse processo, estamos reinventando o modo como a velhice é vivida e vista. E ao rejeitarmos a passividade em relação às nossas vidas e comunidades, abrimos caminho para os mais jovens, que envelhecerão em número ainda maior.

Mas a maratona da longevidade acontece em terreno desigual. O lugar onde nascemos, estudamos, trabalhamos e amamos molda profundamente as oportunidades de florescer na velhice. Há uma distância grande entre sobreviver e florescer. É por isso que insisto: se você quer prever sua própria velhice, olhe para quem estará ao seu redor, porque o seu envelhecer também será moldado pelo envelhecer dessas pessoas. Essa é a ética da filosofia ubuntu, comum a várias culturas africanas: "eu sou porque nós somos". Não há realização individual que prescinda do tecido social.

Estamos preparados?

No Brasil, a resposta curta e honesta é não. Talvez mais do que em outras sociedades, idolatramos a juventude. Temos em nosso DNA uma forte marca de hedonismo. Associamos beleza apenas à juventude. Negamos o envelhecimento.

Ao longo do livro, mostramos que um país capaz de envelhecer bem precisa se apoiar em quatro pilares (saúde, aprendizagem ao longo da vida, participação e segurança) e sustentá-los com políticas públicas, cidades que acolhem todas as idades e redes comunitárias que combatem a solidão e ampliam o pertencimento. Esse é o projeto do Envelhecimento Ativo: manter pessoas ativas o maior tempo possível, adaptando estilos de vida e ambientes, com autonomia mesmo quando a independência diminui. É assim que transformamos capacidade em cidadania.

Nada disso avança sem encarar a pedra no meio do caminho: o idadismo. Ele se institucionaliza, infiltra relações e, o mais grave, se internaliza, corrói a autoestima, reduz expectativas e mata silenciosamente as oportunidades. O jeito é assumir uma postura anti-idadista, como aprendemos com outras lutas por direitos, e nomear, desnaturalizar, contestar e mudar práticas nos serviços, nas empresas, na mídia, na política e em nós mesmos.

Quanto mais cedo, melhor, mas nunca é tarde demais

É claro que quanto mais cedo você começar a investir no seu envelhecimento, maiores serão os benefícios, mas não existe limite de idade para isso. É possível melhorar a saúde e o bem-estar e adquirir conhecimentos em qualquer fase da vida.

Pessoas que prosperam ao envelhecer são aquelas que investem ativamente no próprio crescimento. E envelhecer bem não significa estar livre de doenças: mais importante do que uma saúde física "perfeita" são fatores como vínculos sociais, capacidade de adaptação, resiliência, bem-estar emocional, autoestima, curiosidade, humor e interesse pelos outros – aspectos cultiváveis em qualquer fase da vida. E envelhecer bem não depende só de força de vontade pessoal. Todos os setores da sociedade devem colaborar para esse esforço, e o setor público tem papel central.

Só que, quando se trata de políticas públicas no Brasil, já não sei se o "nunca é tarde demais" se aplica. Nossa relutância em implementar políticas públicas intersetoriais é alarmante. Parece que a negação pessoal do envelhecimento e o idadismo que carregamos se transformam em negação nacional e idadismo institucional. O envelhecimento populacional quase nunca aparece nas propostas dos nossos incontáveis partidos políticos. Ao focar apenas no curto prazo, nossas lideranças falham em incluir o envelhecimento nas estratégias de desenvolvimento de longo prazo. A população idosa do país raramente é vista como a oportunidade que ela de fato representa. E há urgência, pois transformações demográficas ainda mais profundas estão por vir no Brasil.

Desenvolvendo uma cultura do cuidado

Em um país que envelhece tão rapidamente em meio a desigualdades alarmantes, desenvolver uma cultura do cuidado é imperativo. Não me refiro apenas ao setor de saúde. Neste, parece-me claro, a ênfase dada ao "curar" em detrimento do "cuidar" é estarrecedora. O cuidado deve abranger todas as dimensões da vida, adotando a perspectiva de curso de vida, da infância à velhice. A menos que todos compartilhem a função de cuidar – em vez de atribuí-la só às mulheres, sobre quem a tarefa recai na maioria das vezes –, veremos um contingente enorme de pessoas idosas negligenciadas, sem que suas necessidades mínimas sejam atendidas, inclusive, claro, homens idosos.

Vejo, contudo, sinais de esperança. Enquanto eu concluía a escrita deste livro, foi publicado o decreto 12.562/2025, que estabelece as diretrizes para a criação de um Plano Nacional de Cuidados, visando garantir o direito ao cuidado por meio de políticas públicas que fomentem a corresponsabilização social e entre homens e mulheres.[103] O sucesso desse plano dependerá de uma ampla mobilização social, acadêmica e empresarial. Só assim daremos um passo concreto rumo a um país que finalmente assume o cuidado como compromisso ético e político para proteger todos os seus cidadãos.

Nesse sentido, a contribuição de Leonardo Boff torna-se fundamental. Para ele, o cuidado é mais que um ato isolado: é um "modo de ser-no-mundo", uma atitude de ocupação, preocupação, responsabilização e envolvimento afetivo com o outro. Boff entende o cuidado como energia originária, presente em todas as dimensões da existência, desde a relação com o próprio corpo até a forma como nos vinculamos com os outros seres humanos e com a Terra. Cuidar, nessa ética, é reconhecer nossa interdependência radical e nossa pertença a uma comunidade biótica maior.[104] Incorporar essa visão à vida cotidiana e às políticas públicas significa não apenas atender necessidades imediatas, mas também cultivar vínculos, solidariedade e compaixão.

É resgatar a dimensão humana que nos torna capazes de transformar uma sociedade desigual em uma sociedade que valoriza a vida em todas as suas manifestações.

O caminho é longo, mas caminhar é preciso

Uma longa vida promete surpresas, talvez nem sempre as que gostaríamos de ver contempladas. Pode ser um caminho longo e deserto, cercado de riscos. Mas há que manter a esperança e seguir em frente. Nós, os velhos de hoje, vivemos sonhos.

Recentemente, a escritora Rosiska Darcy de Oliveira fez uma linda reflexão sobre a nossa geração. Tínhamos um projeto: sonhávamos mudar o Brasil e, enquanto sonhávamos, fomos vivendo e desafiando o país de diversas maneiras. Esperanças, disse ela, são combustão de vida. Vivemos no presente a felicidade que queríamos para depois. E agora, ao sol poente, ousamos querer dormir contentes. Esperançamos, não do verbo "esperar", pois é só espera; esperançamos, como nos ensinou Paulo Freire, como uma ação ativa e transformadora.[105]

Foi com esse espírito que concebi este livro. Ele não foi escrito como um texto técnico. Já escrevi muitos desses ao longo dos meus cinquenta anos como médico gerontólogo. Nesta etapa da vida, não tenho mais ambição profissional nem necessidade de provar nada. Mas tenho vaidade. E quero deixar um legado. Quero deixar pegadas. Quase ninguém se lembra de mim como criança ou adolescente. Em breve, poucos lembrarão de mim como jovem. Isso me inquieta. O ego resiste. Não gosto da ideia de desaparecer.

Esse livro é uma carta aberta especialmente aos jovens brasileiros. Quero que vocês tenham sucesso no seu envelhecimento. Quero que o Brasil tenha sucesso no seu envelhecimento. E acredito que tenho algo a contribuir para isso, nem que seja usando minha voz para reivindicar uma velhice melhor tanto para os que aqui já chegaram quanto, sobretudo, para os jovens de hoje que almejam envelhecer em um país mais justo e acolhedor, menos preconceituoso e idadista.

Ao longo da vida recebi várias homenagens, títulos, condecorações. Nenhuma me emocionou tanto quanto a prestada de forma tão inesperada como genuína pela escritora Lenny Blue, membro do Conselho de Griots do Movimento Negro Unificado (MNU). Griots são contadores de histórias, mensageiros oficiais, guardiões de tradições, são responsáveis por passar ensinamentos aos mais jovens. Ao longo do processo de colonização e escravização, os griots mantiveram, por meio da tradição oral, a cultura de várias sociedades, sobretudo da África Ocidental. Através dos povos escravizados e seus descendentes, os griots assumiram um papel crucial na identidade cultural e transmissão do saber para novas gerações e seguem fundamentais na manutenção da afrobrasilidade. E Lenny me conferiu o título de griot honorário.

Meus cinquenta anos de dedicação exclusiva ao estudo e prática da gerontologia me conferiram algum destaque e julgo ser minha obrigação repassar o conhecimento que adquiri e as histórias que acumulei na trajetória, o que fiz neste livro. Para encerrá-lo, nada mais justo do que passar o bastão, dar voz à juventude, na pessoa de Lucas Capretz, psicólogo e especialista em comunicação com quem trabalho há algum tempo. Simbolicamente, incumbi a ele o papel de fechar este livro e abrir as portas para as futuras gerações.

Posfácio

Diálogo entre gerações: aprendendo com o tempo, a memória e o envelhecer

*Lucas Capretz**

Não foi só mais uma conversa de trabalho. Nunca é quando o assunto envolve o Kalache. Mas dessa vez o convite vinha de outro lugar, com outro peso. Ele me confiou o texto mais íntimo do livro. O mais difícil. O que mais o expunha.

Por dias, me perguntei por que ele me escolhera para escrever esse pedaço da história dele. Talvez porque, entre nós dois, exista uma tensão que sempre flutua entre a admiração e o conflito, entre o cuidado e o atrito, entre o respeito e a provocação mútua. Uma tensão geracional. Uma diferença de tempos.

Há uma diferença de 46 anos entre nós. Quase meio século nos separa. Ele tem 80 anos; eu, 34. Uma diferença que por vezes vira abismo, por outras, ponte. Depende do dia. Depende da conversa. Mas é nessa assimetria que este registro encontra sentido. O tempo dele é cada vez mais curto, cada vez mais urgente; já o meu vive na ilusão de que ainda sobra. Talvez este texto só pudesse mesmo ser escrito assim, a partir de pontos tão diferentes da ampulheta, neste espaço entre ele e eu.

O pedido veio direto, como quase tudo que vem dele: "Quero que você escreva sobre o que vai restar de mim quando eu já não estiver". Demorei a processar o peso dessas palavras.

---

* Lucas Capretz tem 34 anos e é psicólogo e especialista em comunicação na área da saúde.

Não se tratava de um texto só sobre o legado dele, mas que também falaria de ausência, medo de apagamento. De memória, marcas, rastros... e de pressa.

Uma pressa diferente das que eu já tinha testemunhado nele. Não era a correria cotidiana para pegar um voo, para cumprir um prazo ou para chegar a um evento. Era a pressa de quem sabe que tem cada vez menos tempo para organizar as próprias lembranças antes que elas se dissolvam. Era o Kalache exposto. Ou, como ele mesmo disse em uma de nossas conversas: "Um Kalache despido. Sem filtro".

E foi aí que entendi: o que ele me pedia não era um texto técnico nem uma homenagem. Era o compromisso de dar forma ao que ainda era indizível, de criar um lugar onde a falta, a urgência e o desejo de permanecer pudessem, de algum modo, coexistir. Onde as perguntas não buscam respostas, onde haja apenas um espaço onde possam ecoar. E, ao escrever sobre ele, fui encontrando também minhas próprias faltas, os vazios que nem sempre sei nomear.

Em uma das primeiras conversas, ele me disse com o tom direto de sempre: "Depois de duas gerações, ninguém se lembra de você". Falou como quem já tinha aceitado o destino, mas ainda assim tentava dobrá-lo. E continuou: "Meus sobrinhos, por exemplo, não sabem direito quem foi o meu pai, uma figura extraordinária. Imagina se vão saber como eram os meus avós".

Essa ideia ficou me rondando. Enquanto ele falava de ancestralidade, dos silêncios da família e das memórias que já se apagaram, eu pensava na minha própria geração. Uma geração que, ao tentar arquivar tudo, acaba vivendo pouco. Que corre para produzir registros, mas se esquece de viver experiências que realmente valham a memória.

Vivemos ocupados demais, acelerados demais, atropelados por uma sucessão de tarefas que se confundem com desejos. Como se acumular evidências da própria existência fosse o mesmo que deixar um legado. Como se, ao preencher a memória do celular, estivéssemos, de fato, preenchendo a vida. No fundo, o medo não é apenas o de fracassar. É o de desaparecer sem aviso. De não deixar rastro. De ser irrelevante na velocidade com que tudo se atualiza e desaparece. O que fica não é o que a gente publica, é o que a gente atravessa.

Nas nossas conversas, Kalache me contou como foi a infância: "Fui o segundo filho, o que nunca se equipararia ao mais velho. O menino que aprendeu cedo que, se não podia competir em força, competiria em afeto. O beijoqueiro da família. Aquele que tias, primos e amigos da família chamavam de 'maninho'. Aquele que distribuía carinho como estratégia de sobrevivência emocional. Para ser lembrado, primeiro você precisa ser notado".

E ali já estava, de algum modo, a semente desse legado que hoje ele tenta organizar com pressa. Fomos avançando pelas décadas. Londres, Oxford, as pesquisas, a escolha consciente de abandonar uma trajetória acadêmica conveniente e segura para seguir na defesa de um tema do qual, à época, ninguém queria ouvir falar: envelhecimento.

"Escolhi o desvio", ele disse. "Fui teimoso o suficiente para abrir um caminho quando ninguém enxergava valor nisso, quando ninguém queria falar sobre velhice. Agora virou modinha. Tem até conferência patrocinada para falar de longevidade. Mas vamos combinar: muita coisa que chamam de 'economia prateada' é uma grande balela, mais ainda em um país como o nosso, tão desigual."

Enquanto ele lembrava as escolhas feitas, as recusas, os desvios de rota, me peguei pensando nas vezes em que a minha geração abraçou discursos prontos, embalados para consumo rápido, com *slogans* que chegam antes do conteúdo. O que hoje vira campanha publicitária, selo de evento ou pauta de rede social um dia foi resistência solitária. O que hoje aparece como tendência de mercado já foi recusa, enfrentamento e, muitas vezes, solidão.

Kalache caminhou por essas contramãos quando ainda não havia holofotes. Quando falar de envelhecimento não rendia curtidas nem espaço na mídia, muito menos patrocínio. O que para nós chega hoje como *hashtag* para ele chegou como estrada de chão batido, sem mapa nem público.

Mas nem sempre a trajetória foi construída na certeza. Durante a pandemia, ele enfrentou um tipo de solidão que nunca tinha vivido. Isolado no apartamento, encontrou no terraço seu campo de resistência contra o vazio. "Minhas defesas eram meu propósito, minha missão", me disse. Caminhava de um lado ao outro. Falava com o mundo por telefone, por vídeo, por qualquer canal possível. Fez campanhas, deu entrevistas, liderou discussões. Enquanto o mundo parava, ele continuava.

Talvez porque, como confessou em um dos momentos mais íntimos de nossas conversas, o que mais o assusta é o vácuo. "Tenho medo da morte. Não só do sofrimento, mas do vácuo. Do nada. Quem tem fé talvez ache um consolo. Eu… eu só tenho a urgência." Fiquei em silêncio. Há momentos em que até as perguntas precisam esperar.

A história da morte da mãe dele também me atravessou. Ele me contou em detalhes: a manhã inesperada, o telefonema, o amigo que foi buscá-lo em casa para que ele não enfrentasse aquele caminho sozinho. As ruas vazias da pandemia. O silêncio compartilhado.

Ao chegar na casa da mãe, foi direto para o quarto dela. Encontrou a mãe ali, deitada, com a mesma elegância que sempre teve. "Parecia que dormia." Ficou com ela por um tempo que não soube medir. Chorou. Conversou. Despediu-se. "Sempre disse que cuidaria dela até o último suspiro.

E foi isso que eu fiz." O que veio depois – o velório restrito, as providências práticas – coube aos outros. Não porque ele não quisesse participar, mas porque ele já tinha feito a sua parte.

Nas nossas conversas, ao se lembrar daqueles dias, Kalache contou que, ao escrever a carta lida na missa de sétimo dia, recorreu ao poema "Para sempre", de Carlos Drummond de Andrade, que começa assim: "Por que Deus permite / que as mães vão-se embora? / Mãe não tem limite / é tempo sem hora / luz que não apaga / quando sopra o vento / e chuva desaba".

Mais um silêncio cheio de significado, que pedia respeito. E foi nesse silêncio que ele falou sobre outro tipo de luto: o das memórias que se perdem nas gerações seguintes. "Às vezes lamento profundamente que os mais jovens da família não saibam o que veio antes. Não conheçam a história. Se eu não contar... quem vai contar?" Ele sorriu, com um misto de orgulho e cansaço, e continuou: "Acho que virei o guardião de uma memória que ninguém mais parece querer manter".

Foi aí que entendi que este registro não era só sobre o fim da vida. Era sobre o risco do esquecimento. Sobre o esforço de deixar marcas. E, mais do que isso, sobre a responsabilidade – dolorosa e bonita – de carregar as histórias que os outros deixaram cair pelo caminho.

Falamos também de avosidade. De como ele quer ser lembrado pelos netos. "Quero que meus netos guardem uma lembrança de mim. Que se lembrem do avô generoso, amigo, paciente. Quero que saibam que estive ali. Com eles. Por eles." Mas com o mesmo tom direto, fez questão de delimitar: "Avô dos meus netos. Só deles. Não quero ser avô de ninguém mais. Amigo, eu topo. Avô, não". O cuidado, sempre atravessado de limites.

E quando o assunto foi o que ele gostaria de deixar como marca, a resposta veio sem floreios. Falamos sobre essa obsessão social por deixar nomes em placas, bustos em praças, homenagens póstumas que pouco dizem sobre quem fomos de verdade. Kalache foi direto: "Não quero estátua. Nem busto. Nenhum pedestal. Nem meu nome em uma placa qualquer. Isso é vaidade fútil e inútil. O que eu quero é outra coisa. Quero ser lembrado nas histórias que as pessoas contam. Nos afetos. Nas escolhas que ajudei a provocar. Nas ideias que incomodaram alguém o bastante para que esse alguém mudasse alguma coisa".

Fez uma pausa. Como quem mastiga as próprias palavras antes de soltá-las: "Quero ser lembrado como alguém intenso, complexo, audacioso, que cometeu erros, muitos, mas sempre procurando ter a capacidade de se reinventar e de deixar portas abertas".

Ao longo desses nossos diálogos, enquanto eu ouvia e anotava, fui entendendo que este registro, na verdade, é um lugar de encontro... e de desencontro. É um registro de dois tempos que não se encaixam, mas que se atravessam. O tempo dele: cada vez mais rápido, cada vez mais consciente da finitude. O meu tempo: ainda em estado de ensaio, de tentativa, de elaboração.

Dois tempos que têm uma coisa em comum: a inquietação. A vida é uma travessia incerta entre o que já fomos e o que ainda não sabemos ser. Um caminho feito de hesitação e desejo, onde cada passo é ao mesmo tempo escolha e renúncia.

A cada resposta dele, eu me perguntava: como se constrói um legado enquanto ainda se está aprendendo a viver? E talvez, no meio de todas as tentativas, esteja também a dimensão mais humana desse processo: o direito de errar, de reconhecer as falhas, de buscar reparar. De pedir perdão. De se perdoar. De aceitar que, muitas vezes, o próprio legado também é feito das cicatrizes que a gente escolhe não esconder.

E, no fim, a única resposta possível para a minha pergunta seja esta: construindo. Tentando. Errando. Reparando. Perdoando. Enquanto ainda há tempo. Enquanto ainda há desejo. Porque, no fim, legado não é o que sobra depois da morte. É o que a gente entrega enquanto ainda respira.

E Kalache segue. Com pressa. Sempre com pressa: "A velhice, Lucas, é como o Betinho se referiu à fome. A velhice tem pressa".

Sobre a capa

Afeto entre gerações

*Gil Sant'Anna Jr.**

Em muitas tradições africanas e asiáticas, o elefante representa sabedoria, estabilidade e paciência. É também símbolo de memória ancestral, um guardião silencioso das histórias que atravessam o tempo. Foi justamente essa figura que minha avó mais admirava.

Ela foi minha principal cuidadora e referência de afeto. Uma mulher indígena, doada ainda adolescente ao meu avô português e que só conseguiu estudar até a quarta série. Ainda assim, foi minha maior inspiração intelectual: autodidata, curiosa, sempre com sede de aprender. Com ela aprendi sobre compaixão, desapego e o poder do amor silencioso.

Pintei o quadro que ilustra a capa deste livro logo após sua morte. Sentia sua falta, claro, mas havia também uma serenidade. Ela havia me preparado, com gestos e conversas, para aquele momento. A obra, que se chama "Afeto imortaliza a memória" nasceu deste lugar, de um misto de vivacidade e calma, de presença contínua mesmo após a ausência.

Quando conheci o Kalache, senti algo semelhante. Um homem mais velho, cheio de energia, afeto e intelectualidade. Desde nosso primeiro encontro, ele mudou minha vida. Me estendeu a mão em momentos difíceis e, com sua presença

* Gil Sant'Anna Jr. tem 35 anos e é pai do Eros, cientista comportamental, matemático, artista visual e executivo.

generosa, me ajudou a construir um caminho melhor. Ele me lembra da minha avó. E, com o tempo, também passou a ocupar esse lugar de afeto e resiliência.

Durante uma temporada em que me hospedei em sua casa, levei comigo esse quadro. E ali, convivendo com ele, senti que a obra tinha encontrado seu novo lugar. Entregá-la ao Kalache foi como fechar um ciclo e abrir outro. Um gesto de gratidão. Um presente que representa o que tenho de mais precioso: a memória viva de quem me ensinou a amar e a continuar amando, mesmo na ausência.

Agradecimentos

Gracias a la vida que me ha dado tanto
Me dio dos luceros que, cuando los abro
Perfecto distingo, lo negro del blanco.

"Gracias a la vida", canção de Violeta Parra (1917-1967)

Tenho tanto, tanto a agradecer, a tanta gente que me ajudou ao longo do meu percurso, que prefiro agradecer como já cantaram Mercedes Sosa (1935-2009) e Elis Regina (1945-1982):

Graças à vida, que tem me dado tanto
Me deu dois olhos e quando as abro
Diferencio perfeitamente o negro do branco

Mas queria registrar meu agradecimento em particular a Bia Nunes de Sousa: não poderia ter encontrado uma editora e revisora tão dedicada e competente. E nesse processo, ainda ganhei uma amiga.

Notas

[1] Malcolm, Janet. *A mulher calada: Sylvia Plath, Ted Hughes e os limites da biografia*. Trad. Sergio Flaksman. São Paulo: Companhia das Letras, 2012.

[2] "Censo 2022: Brasil tem o menor número de filhos por mulher da história." Agência Gov, 27 jun. 2025. Disponível em: https://agenciagov.ebc.com.br/noticias/202506/censo-2022-brasil-tem-o-menor-numero-de-filhos-por-muher-da-historia. Acesso em: 29 jul. 2025.

[3] "População do país vai parar de crescer em 2041." IBGE, 22 ago. 2024. Disponível em: https://agenciadenoticias.ibge.gov.br/agencia-noticias/2012-agencia-de-noticias/noticias/41056-populacao-do-pais-vai-parar-de-crescer-em-2041. Acesso em: 29 jul. 2025.

[4] "Anos 40: expectativa de vida dos brasileiros era de 45 anos." Observatório do Terceiro Setor, 10 set. 2019. Disponível em: https://observatorio3setor.org.br/anos-40-expectativa-de-vida-dos-brasileiros-era-de-45-anos/. Acesso em: 29 jul. 2025.

[5] "Em 2023, expectativa de vida chega aos 76,4 anos e supera patamar pré-pandemia." Agência IBGE, 29 nov. 2024. Disponível em: https://agenciadenoticias.ibge.gov.br/agencia-noticias/2012-agencia-de-noticias/noticias/41984-em-2023-expectativa-de-vida-chega-aos-76-4-anos-e-supera-patamar-pre-pandemia. Acesso em: 29 jul. 2025.

[6] "População do país vai parar de crescer em 2041." IBGE, 22 ago. 2024. Disponível em: https://agenciadenoticias.ibge.gov.br/agencia-noticias/2012-agencia-de-noticias/noticias/41056-populacao-do-pais-vai-parar-de-crescer-em-2041. Acesso em: 29 jul. 2025.

[7] "Un vieillissement continu de la population française." Observatoire des territoires, 21 fev. 2022. Disponível em: https://www.observatoire-des-territoires.gouv.fr/kiosque/2021-2022-rapport-cahier-1-demo-chap-01-05-un-vieillissement-continu-de-la-population. Acesso em: 28 ago. 2025.

[8] "Mundo terá 2 bilhões de idosos em 2050; OMS diz que 'envelhecer bem deve ser prioridade global'." Nações Unidas Brasil, 7 nov. 2014. Disponível em: https://brasil.un.org/pt-br/55124-mundo-ter%C3%A1-2-bilh%C3%B5es-de-idosos-em-2050-oms-diz-que-envelhecer-bem-deve-ser-prioridade-global. Acesso em: 29 jul. 2025.

[9] The 1st International Conference on Health Promotion, Ottawa, 1986. Disponível em: https://www.who.int/teams/health-promotion/enhanced-wellbeing/first-global-conference/actions. Acesso em: 29 jul. 2025.

[10] "Country comparison Brazil vs United Kingdom." Disponível em: https://countryeconomy.com/countries/compare/brazil/uk. Acesso em: 28 ago. 2025.

[11] "Overseas-trained South Asian doctors and the development of Geriatric Medicine." British Society of Gerontology. Disponível em: https://www.britishgerontology.org/DB/gr-issues-2007-to-present/generations-review/overseas-trained-south-asian-doctors-and-the-devel. Acesso em: 1 set. 2025.

[12] Jefferys, Margot. "Recollections of the pioneers of the geriatric medicine specialty." In: Bornat, Joanna *et al* (ed.) *Oral History, Health and Welfare*. Londres: Routledge, 2000, p. 75-97.

[13] "Ageing and health." ONU, 1 out. 2024. Disponível em: https://www.who.int/news-room/fact-sheets/detail/ageing-and-health. Acesso em: 29 jul. 2025.

[14] "OMS quer que mundo antecipe desafios da saúde no pós-pandemia." ONU News, 19 mai. 2023. Disponível em: https://news.un.org/pt/story/2023/05/1814652. Acesso em: 29 jul. 2025.

[15] Programa das Nações Unidas para o Desenvolvimento. *Relatório do Desenvolvimento Humano de 2020*. Nova York: ONU, 2020.

[16] Fundo de População das Nações Unidas (UNFPA); HelpAge International. *Envelhecimento no Século XXI: Celebração e Desafio*. Nova York, Londres: ONU, 2012.

[17] "Life expectancy (from birth) in Germany, from 1875 to 2020." Statista. Disponível em: https://www.statista.com/statistics/1041098/life-expectancy-germany-all-time/. Acesso em: 1 set. 2025.

[18] "Life expectancy at birth (years)." World Health Organization Data. Disponível em: https://data.who.int/indicators/i/A21CFC2/90E2E48. Acesso em: 29 jul. 2025.

[19] "Life expectancy (from birth) in the United Kingdom from 1765 to 2020." Statista. Disponível em: https://www.statista.com/statistics/1040159/life-expectancy-united-kingdom-all-time/. Acesso em: 1 set. 2025.

[20] "Life expectancy at birth (years)." World Health Organization Data. Disponível em: https://data.who.int/indicators/i/A21CFC2/90E2E48. Acesso em: 29 jul. 2025.

[21] "National life tables – life expectancy in the UK: 2021 to 2023." Office for National Statistics. Disponível em: https://www.ons.gov.uk/peoplepopulationandcommunity birthsdeathsandmarriages/lifeexpectancies/bulletins/nationallifetablesunitedkingdom/2021to2023additionaldata. Acesso em: 1 set. 2025.

[22] "Fernere Lebenserwartung im Alter von 60 Jahren 1901 – 2060." Sozialpolitik aktuell. Disponível em: https://www.sozialpolitik-aktuell.de/files/sozialpolitik-aktuell/_Politikfelder/Alter-Rente/Datensammlung/PDF-Dateien/abbVIII2.pdf. Acesso em: 1 set. 2025.

[23] Alves, Luciana Correia *et al.* "Inequalities in Life Expectancy With Frailty Among Brazilian Older Adults: A Multistate Approach." *Innovation in aging*, vol. 3,4 igz032. 4 set. 2019. doi:10.1093/geroni/igz032.

[24] "Health at a Glance 2023: The United States." OECD, 7 nov. 2023. Disponível em: https://www.oecd.org/en/publications/health-at-a-glance-2023_4b49102f-en/united-states_4268c3ef-en.html. Acesso em: 29 jul. 2025.

[25] Parker, Rob. "Why does healthy life expectancy vary so much in Lambeth and Southwark?" *Impact on Urban Health*, 21 abr. 2022. Disponível em: https://urbanhealth.org.uk/insights/data/life-expectancy-in-lambeth-and-southwark. Acesso em: 1 set. 2025.

[26] "Rio é a cidade brasileira com mais casos de tuberculose registrados no século XXI." *O Globo*, 21 ago. 2023. Disponível em: https://oglobo.globo.com/rio/noticia/2023/08/21/rio-e-a-cidade-brasileira-com-mais-casos-de-tuberculose-registrados-no-seculo-xxi.ghtml. Acesso em: 29 jul. 2025.

[27] "População mundial atingirá 10,3 bilhões em meados da década de 2080." ONU News, 11 jul. 2024. Disponível em: https://news.un.org/pt/story/2024/07/1834411. Acesso em: 29 jul. 2025.

[28] "População do país vai parar de crescer em 2041." IBGE, 22 ago. 2024. Disponível em: https://agenciadenoticias.ibge.gov.br/agencia-noticias/2012-agencia-de-noticias/noticias/41056-populacao-do-pais-vai-parar-de-crescer-em-2041. Acesso em: 29 jul. 2025.

[29] Sankaran, Vishwam. "Study finds generations born after 1939 unlikely to reach 100 years of age." *The Independent*, 28 ago. 2025. Disponível em: https://www.independent.co.uk/news/science/life-expectancy-longevity-gain-slow-down-b2815533.html. Acesso em: 1 set. 2025.

[30] "IBGE: renda média de trabalhador branco é 75,7% maior que de pretos." Rádio Agência, 11 nov. 2022. Disponível em: https://agenciabrasil.ebc.com.br/radioagencia-nacional/geral/audio/2022-11/ibge-renda-media-de-trabalhador-branco-e-757-maior-que-de-pretos. Acesso em: 29 jul. 2025.

[31] "Bill to reinterpret founding treaty with Māori would make New Zealand a 'laughing stock', MPs told." *The Guardian*, 27 jan. 2025. Disponível em: https://www.theguardian.com/world/2025/jan/27/

new-zealand-treaty-principles-bill-maori-relationship-british-crown. Acesso em: 7 ago. 2025.

[32] Elbasheir, Aziz *et al.* "Racial Discrimination, Neural Connectivity, and Epigenetic Aging Among Black Women." *JAMA Network Open*. Disponível em: https://jamanetwork.com/journals/jamanetworkopen/fullarticle/2819960. Acesso em: 7 ago. 2025.

[33] "Negros sofrem mais com doenças crônicas e adversidades na vida explicam parte desse adoecimento." *Jornal da USP*, 21 nov. 2023. Disponível em: https://jornal.usp.br/ciencias/negros-sofrem-mais-com-doencas-cronicas-e-adversidades-na-vida-explicam-parte-desse-adoecimento/. Acesso em: 7 ago. 2025.

[34] Observatório de mortes violentas de LGBT+ no Brasil, Grupo Gay da Bahia. Disponível em: https://grupogaydabahia.com.br/observatorio-da-violencia/. Acesso em: 1 set. 2025.

[35] Baron, Luis. "Quem tem medo das velhices LGBT+? Lançando holofotes sobre múltiplas vozes nas tramas de envelhecimentos e diversidades sexuais e de gênero". In: Baron, Luis; Henning, Carlos Eduardo; Ortiz, Sandra Regina Mota (orgs.). *O brilho das velhices LGBT+: Vivências e narrativas de pessoas LGBT 50+*. São Paulo: Hucitec, 2022.

[36] Trevisan, José Silvério. *Devassos no Paraíso: a homossexualidade no Brasil, da colônia à atualidade*. 4. ed. Rio de Janeiro: Objetiva, 2018.

[37] Freire, Paulo. *Pedagogia do oprimido*. Rio de Janeiro: Paz e Terra, 2004.

[38] Freire, Paulo. *Pedagogia da esperança: um reencontro com a Pedagogia do oprimido*. Rio de Janeiro: Paz e Terra, 1992.

[39] Organização Mundial de Saúde. *Envelhecimento ativo: uma política de saúde*. Brasília: Organização Pan-Americana da Saúde, 2005.

[40] Ministério da Previdência e Assistência Social. *Plano de ação integrada para o desenvolvimento da política nacional do idoso*. Brasília, 1996.

[41] Organização Mundial de Saúde. *Envelhecimento ativo: uma política de saúde*. Brasília: Organização Pan-Americana da Saúde, 2005.

[42] Da Ros, Lucas U *et al.* "Social and health disparities associated with healthy brain ageing in Brazil and in other Latin American countries." *The Lancet Global Health*, Volume 13, Ed. 2, e277-e284.

[43] "Brasil está entre os últimos no ranking global sobre cuidados paliativos." *Jornal da USP*, 13 jun. 2025. Disponível em: https://jornal.usp.br/campus-ribeirao-preto/brasil-esta-entre-os-ultimos-no-ranking-global-sobre-cuidados-paliativos. Acesso em: 18 ago. 2025.

[44] Schwab, Klaus. *A Quarta Revolução Industrial*. São Paulo: Edipro, 2018.

[45] Ottoni, Bruno *et al.* "Automation and Job Loss: the Brazilian Case." *Nova Economia*, v. 32, n. 1, p. 157-180, jan. 2022.

[46] "The Future of Jobs Report 2023." Fórum Econômico Mundial, 30 abr. 2023. Disponível em: https://www.weforum.org/publications/the-future-of-jobs-report-2023/. Acesso em: 18 ago. 2025.

[47] "Number of smartphone users in Brazil from 2017 to 2029." *Statista*, 24 jun. 2025. Disponível em: https://www.statista.com/forecasts/1420327/smartphone-users-brazil. Acesso em: 18 ago. 2025.

[48] "Quantos celulares têm no Brasil? Estudo mostra que são mais de 270 mi de aparelhos em uso; entenda." *Estadão*, 26 jun. 2025. Disponível em: https://www.estadao.com.br/link/gadgets/quantos-celulares-tem-no-brasil-estudo-mostra-que-sao-mais-de-270-mi-de-aparelhos-em-uso-entenda. Acesso em: 18 ago. 2025.

[49] Ferreira, Igor. "Censo 2022: rede de esgoto alcança 62,5% da população, mas desigualdades regionais e por cor e raça persistem." Agência IBGE, 26 abr. 2024. Disponível em: https://agenciadenoticias.ibge.gov.br/agencia-noticias/2012-agencia-de-noticias/noticias/39237-censo-2022-rede-de-esgoto-alcanca-62-5-da-populacao-mas-desigualdades-regionais-e-por-cor-e-raca-persistem. Acesso em: 18 ago. 2025.

[50] Alvarenga, Darlan. "Trabalhador com baixa escolaridade deve ser o mais afetado no pós-pandemia, aponta estudo." *G1 Economia*, 31 mar. 2021. Disponível em: https://g1.globo.com/economia/concursos-e-emprego/noticia/2021/03/31/trabalhador-com-baixa-escolaridade-deve-ser-o-mais-afetado-no-pos-pandemia-aponta-estudo.ghtml. Acesso em: 18 ago. 2025.

[51] Abdala, Vitor. "Mais de 32 milhões são autônomos informais ou trabalham sem carteira." Agência Brasil, 1 mai. 2025. Disponível em: https://agenciabrasil.ebc.com.br/economia/noticia/2025-04/mais-de-32-milhoes-sao-autonomos-informais-ou-trabalham-sem-carteira. Acesso em: 18 ago. 2025.

[52] Weinberg, Monica. "Brasil, 260 anos atrás dos países mais ricos." *Veja*, 29 fev. 2019. Disponível em: https://veja.abril.com.br/educacao/brasil-260-anos-atras-dos-paises-mais-ricos/. Acesso em: 18 ago. 2025.

[53] Pesquisa Nacional por Amostra de Domicílios Contínua (PNAD Contínua). Disponível em: https://www.ibge.gov.br/estatisticas/sociais/educacao/9173-pesquisa-nacional-por-amostra-de-domicilios-continua-trimestral.html. Acesso em: 18 ago. 2025.

[54] "Diversity matters even more: The case for holistic impact." McKinsey & Company, 5 dez. 2023. Disponível em: https://www.mckinsey.com/featured-insights/diversity-and-inclusion/diversity-matters-even-more-the-case-for-holistic-impact. Acesso em: 19 ago. 2025.

[55] Csikszentmihalyi, Mihaly. *Flow: A psicologia do alto desempenho e da felicidade*. São Paulo: Fontanar, 2020.

[56] "Older workers and the workplace: evidence from the Workplace Employment Relations Survey." Department for Works and Pensions UK. Disponível em: https://www.gov.uk/government/publications/older-workers-and-the-workplace-evidence-from-the-workplace-employment-relations-survey. Acesso em: 1 set. 2025.

[57] Deloitte Access Economics. "Increasing participation among older workers: The grey army advances." Australian Human Rights Commission, 3 set. 2012. Disponível em: https://humanrights.gov.au/our-work/age-discrimination/publications/increasing-participation-among-older-workers-grey-army. Acesso em: 1 set. 2025.

[58] Smith, Jake J. "How Old Are Successful Tech Entrepreneurs? A definitive new study dispels the myth of the Silicon Valley wunderkind." *Kellogg Insight*, 15 mai. 2018. Disponível em: https://insight.kellogg.northwestern.edu/article/younger-older-tech-entrepreneurs. Acesso em: 1 set. 2025.

[59] "Reino Unido nomeia secretária para combater a solidão." BBC News Brasil, 17 jan. 2018. Disponível em: https://www.bbc.com/portuguese/internacional-42724200. Acesso em: 19 ago. 2025.

[60] Flood, Allison. "Britain has closed almost 800 libraries since 2010, figures show." *The Guardian*, 6 dez. 2019. Disponível em: https://www.theguardian.com/books/2019/dec/06/britain-has-closed-almost-800-libraries-since-2010-figures-show. Acesso em: 19 ago. 2025.

[61] Salati, Paula. "Por que o Brasil tem fome se é um grande produtor de alimentos?" *G1 Agro*, 29 abr. 2025. Disponível em: https://g1.globo.com/economia/agronegocios/agro-de-gente-pra-gente/noticia/2025/04/29/por-que-o-brasil-tem-fome-se-e-um-grande-produtor-de-alimentos.ghtml. Acesso em: 20 ago. 2025.

[62] Ferreira, Igor. "Segurança alimentar nos domicílios brasileiros volta a crescer em 2023." Agência IBGE, 27 nov. 2024. Disponível em: https://agenciadenoticias.ibge.gov.br/agencia-noticias/2012-agencia-de-noticias/noticias/39838-seguranca-alimentar-nos-domicilios-brasileiros-volta-a-crescer-em-2023. Acesso em: 20 ago. 2025.

[63] Rabbitt, Matthew P.; Reed-Jones, Madeline; Hales, Laura J.; Burke, Michael P. *Household food security in the United States in 2023* (Report No. ERR-337). U.S. Department of Agriculture, Economic Research Service, 2024. Disponível em: https://doi.org/10.32747/2024.8583175.ers. Acesso em: 20 ago. 2025.

[64] Moura, Bruno de Freitas. "Brasil é o sétimo em ranking de crescimento econômico com 40 países." Agência Brasil, 7 mar. 2025. Disponível

em: https://agenciabrasil.ebc.com.br/economia/noticia/2025-03/brasil-e-o-setimo-em-ranking-de-crescimento-economico-com-40-paises. Acesso em: 20 ago. 2025.

65 Garcia, Gabriel. "Desigualdade: 63% da riqueza do Brasil está nas mãos de 1% da população, diz relatório da Oxfam." CNN Brasília, 14 jan. 2025. Disponível em: https://www.cnnbrasil.com.br/internacional/desigualdade-63-da-riqueza-do-brasil-esta-nas-maos-de-1-da-populacao-diz-relatorio-da-oxfam/. Acesso em: 20 ago. 2025.

66 "58% avaliam que a criminalidade em sua cidade aumentou nos últimos doze meses." Datafolha, 15 abr. 2025. Disponível em: https://datafolha.folha.uol.com.br/opiniao-e-sociedade/2025/04/58-avaliam-que-a-criminalidade-em-sua-cidade-aumentou-nos-ultimos-doze-meses.shtml. Acesso em: 20 ago. 2025.

67 Tokarnia, Marina. "Mortes violentas no Brasil diminuem 3,4% em 2023." Agência Brasil, 18 jul. 2025. Disponível em: https://agenciabrasil.ebc.com.br/direitos-humanos/noticia/2024-07/mortes-violentas-no-brasil-diminuem-34-em-2023. Acesso em: 20 ago. 2025.

68 Bueno, Samira (coord.). *Visível e invisível: a vitimização de mulheres no Brasil.* 5 ed. São Paulo: Fórum Brasileiro de Segurança Pública, 2025.

69 Seiler, Annina; Fagundes, Christopher P.; Christian, Lisa M. "The impact of everyday stressors on the immune system and health". In: *Stress Challenges and Immunity in Space*. Cham: Springer International Publishing, 2020. p. 71-92.

70 Otto, Friederike. *Climate Injustice: Why We Need to Fight Global Inequality to Combat Climate Change*. Vancouver: Greystone, 2025.

71 Oliveira, Wellington Lourenço; Silva, Thaís Bento Lima da. "Gerontocídio e COVID-19: o adeus à vida sem dignidade?" *Revista Kairos: gerontologia*, v. 26, n. 33, 2023.

72 Lu, Sai San Moon et al. "Long-term exposure to air pollution and road traffic noise in relation to dispensed antidepressant medications: A Swedish cohort study." *Environmental Research*, v. 285, p. 2, artigo122435, 15 nov. 2025; He, Yiyan *et al.* "Residential exposure to traffic noise and incidence of depression and anxiety from childhood through adulthood: A Finnish register study." Environmental Research, v. 285, p. 2, artigo 122443, 15 nov. 2025.

73 "Exposure of Europe's population to environmental noise." European Environment Agency [Agência Europeia de Meio Ambiente], 13 dez. 2024. Disponível em: https://www.eea.europa.eu/en/analysis/indicators/exposure-of-europe-population-to-noise. Acesso em: 21 ago. 2025.

[74] "Brasil registra pior nota e pior posição da série histórica do Índice de Percepção da Corrupção." Transparência Internacional – Brasil, 11 fev. 2025. Disponível em: https://transparenciainternacional.org.br/posts/brasil-registra-pior-nota-e-pior-posicao-da-serie-historica-do-indice-de-percepcao-da-corrupcao. Acesso em: 21 ago. 2025.

[75] "Série A Década do Envelhecimento Saudável nas Américas: Situação e Desafios". Organização Pan-Americana da Saúde (OPAS), 17 abr. 2023. Disponível em: https://www.paho.org/pt/serie-decada-do-envelhecimento-saudavel-nas-americas-situacao-e-desafios. Acesso em: 25 ago. 2025.

[76] Terner, Michael *et al.* "Chronic conditions more than age drive health system use in Canadian seniors." *Health Q.* 2011;14(3): 19-22. Disponível em: https://www.longwoods.com/content/22485/healthcare-quarterly/chronic-conditions-more-than-age-drive-health-system-use-in-canadian-seniors. Acesso em: 25 ago. 2025.

[77] "Sob efeitos da pandemia, consumo de bens e serviços de saúde cai 4,4% em 2020, mas cresce 10,3% em 2021." Agência IBGE, 5 abr. 2024. Disponível em: https://agenciadenoticias.ibge.gov.br/agencia-noticias/2012-agencia-de-noticias/noticias/39675-sob-efeitos-da-pandemia-consumo-de-bens-e-servicos-de-saude-cai-4-4-em-2020-mas-cresce-10-3-em-2021. Acesso em: 25 ago. 2025.

[78] "Ministério da Saúde realiza pesquisa para aprimorar a Política Nacional de Saúde da Pessoa Idosa." Ministério da Saúde, 18 jan. 2025. Disponível em: https://www.gov.br/saude/pt-br/assuntos/noticias/2025/janeiro/ministerio-da-saude-realiza-pesquisa-para-aprimorar-a-politica-nacional-de-saude-da-pessoa-idosa. Acesso em: 25 ago. 2025.

[79] Canhisares, Mariana; Cury, Teo. "Brasil tem déficit de 28.000 geriatras." Estadão Especial Focas. Disponível em: https://infograficos.estadao.com.br/focas/planeje-sua-vida/brasil-tem-deficit-de-28000-geriatras. Acesso em: 25 ago. 2025.

[80] Galera, Siulmara Cristina; Costa, Elisa Franco de Assis; Gabriele, Rosina Ribeiro. "Medical Education in Geriatrics: Brazilian and global challenge." *Geriatrics, Gerontology & Aging*, v. 11, ed. 2, 2017, p. 88-94.

[81] "The dialogue around NCDs needs to change." The Lancet, v. 406, ed. 10506, p. 885, 30 ago. 2025. Disponível em: https://www.thelancet.com/journals/lancet/article/PIIS0140-6736(25)01743-X/fulltext. Acesso em: 1 set. 2025.

[82] AFP. "Estudo revela que mundo tem mais fumantes do que em 1980." *G1 Bem-estar*. Disponível em: https://g1.globo.com/bemestar/

noticia/2014/01/estudo-revela-que-mundo-tem-mais-fumantes-do-que-em-1980.html. Acesso em: 25 ago. 2025.

83 Nakamura, Pedro. "Em retrocesso histórico, número de fumantes nas capitais brasileiras volta a crescer e retoma índices de 2013." O Joio e O Trigo, 28 mai. 2025. Disponível em: https://ojoioeotrigo.com.br/2025/05/em-retrocesso-historico-numero-de-fumantes-nas-capitais-brasileiras-volta-a-crescer-e-retoma-indices-de-2013. Acesso em: 25 ago. 2025.

84 "Brasil reduz taxas de transmissão do HIV de mãe para filho." Agência Gov, 3 jun. 2025. Disponível em: https://agenciagov.ebc.com.br/noticias/202506/com-reducao-da-transmissao-vertical-do-hiv-brasil-avanca-rumo-a-certificacao-internacional. Acesso em: 25 ago. 2025.

85 "Datafolha: metade dos brasileiros diz ter diminuído consumo de álcool no último ano." *G1 Saúde*. Disponível em: https://g1.globo.com/saude/noticia/2025/05/03/datafolha-consumo-alcool-diminuiu.ghtml. Acesso em: 25 ago. 2025.

86 "Consumo de álcool causa 12 mortes por hora no país, diz Fiocruz." Agência Brasil, 5 nov. 2024. Disponível em: https://agenciabrasil.ebc.com.br/saude/noticia/2024-11/consumo-de-alcool-causa-12-mortes-por-hora-no-pais-diz-fiocruz. Acesso em: 25 ago. 2025.

87 Sternberg, Robert J.; Grigorenko, Elena L. "Intelligence and wisdom". In: Johnson, Malcolm L. (ed.) *The Cambridge Handbook of Age and Ageing*. Cambridge: Cambridge University Press, 2005, p. 209-215; Staudinger, Ursula M.; Marsiske, Michael; Baltes, Paul B. "Resilience and levels of reserve capacity in later adulthood: perspectives from life-span theory". *Development and Psychopathology* 5, n. 4 (1993), p. 541-566. Disponível em: https://doi.org/10.1017/S0954579400006155. Acesso em: 25 ago. 2025.

88 Ryff, C. D.; Friedman, E. M.; Morozink, J. A.; Tsenkova, V. "Psychological resilience in adulthood and later life: implications for health". In: Hayslip Jr., B; Smith, G. C. (eds.). *Annual review of gerontology and geriatrics*, v. 32, Emerging perspectives on resilience in adulthood and later life. Nova York: Springer, 2012, p. 73-92.

89 Lavretsky, H. "Resilience, stress, and mood disorders in old age". In: Hayslip Jr., B; Smith, G. C. (eds.). *Annual review of gerontology and geriatrics*, v. 32, Emerging perspectives on resilience in adulthood and later life. Nova York: Springer, 2012, p. 49-72.

90 Garcia, Rafael. "Calor evidencia desigualdade climática em SP, onde temperatura pode variar até 10 °C entre os bairros no mesmo dia." *O Globo*, 18 fev. 2025. Disponível em: https://oglobo.globo.com/

brasil/noticia/2025/02/18/calor-evidencia-desigualdade-climatica-em-sp-onde-temperatura-pode-variar-ate-10oc-entre-os-bairros-no-mesmo-dia.ghtml. Acesso em: 25 ago. 2025.

[91] Laboissière, Paula. "OMS: uma em cada seis pessoas no mundo é afetada pela solidão." Agência Brasil, 1 jul. 2025. Disponível em: https://agenciabrasil.ebc.com.br/geral/noticia/2025-07/oms-uma-em-cada-seis-pessoas-no-mundo-e-afetada-pela-solidao. Acesso em: 25 ago. 2025.

[92] Mrejen, Matías; Nunes, Letícia; Giacomin, Karla. "Envelhecimento populacional e saúde dos idosos: O Brasil está preparado?". Estudo Institucional n. 10. São Paulo: Instituto de Estudos para Políticas de Saúde, 2023.

[93] "Trabalho digno". Organização Internacional do Trabalho, 20 nov. 2018. Disponível em: https://www.ilo.org/pt-pt/resource/trabalho-digno. Acesso em: 25 ago. 2025.

[94] Relatório Mundial sobre Proteção Social 2020-22: A proteção social numa encruzilhada – em busca de um futuro melhor. Organização Internacional do Trabalho, 2021. Disponível em: https://www.ilo.org/pt-pt/publications/relatorio-mundial-sobre-protecao-social-2020-22-protecao-social-numa. Acesso em: 25 ago. 2025.

[95] Näher, Anatol-Fiete *et al.* "Associations of Suicide Rates With Socioeconomic Status and Social Isolation: Findings From Longitudinal Register and Census Data." *Frontiers in psychiatry*, vol. 10 898. 14 jan. 2020. Disponível em: https://pubmed.ncbi.nlm.nih.gov/31992995/. Acesso em: 1 set. 2025.

[96] "Cresce número de pessoas 60+ no mercado de trabalho." *Jornal Nacional* (TV Globo), 30 set. 2024. Disponível em: https://g1.globo.com/jornal-nacional/noticia/2024/09/30/cresce-numero-de-pessoas-60-no-mercado-de-trabalho.ghtml. Acesso em: 25 ago. 2025.

[97] Deloitte Access Economics. "Increasing participation among older workers: The grey army advances." Australian Human Rights Commission, 3 set. 2012. Disponível em: https://humanrights.gov.au/our-work/age-discrimination/publications/increasing-participation-among-older-workers-grey-army. Acesso em: 1 set. 2025.

[98] Gazerani, Parisa. "The neuroplastic brain: current breakthroughs and emerging frontiers." *Brain research*, vol. 1858, 2025. Disponível em: https://pubmed.ncbi.nlm.nih.gov/40280532/. Acesso em: 1 set. 2025.

[99] Oh, Vincent Kim Seng *et al.* "The study of mindfulness as an intervening factor for enhanced psychological well-being in building the level of resilience." *Frontiers in psychology*, v. 13 1056834, 21

dez. 2022. Disponível em: https://www.frontiersin.org/journals/psychology/articles/10.3389/fpsyg.2022.1056834/full. Acesso em: 16 ago.2025.

[100] Bishop, Elizabeth. *Poemas escolhidos*. Seleção, tradução e textos introdutórios de Paulo Henriques Britto. São Paulo: Companhia das Letras, 2012.

[101] Butler, Robert L.; Lewis, Myrna I. *Sexo e amor na terceira idade*. São Paulo: Summus, 1985.

[102] Butler, Robert L. *Why Survive?: Being Old In America*. Nova York: Harper & Row, 1975.

[103] Brasil. Decreto N.º 12.562, de 23 de julho de 2025. Regulamenta o art. 9º e o art. 11 da Lei n.º 15.069, de 23 de dezembro de 2024, que institui o Plano Nacional de Cuidados. Disponível em: https://www.in.gov.br/web/dou/-/decreto-n-12.562-de-23-de-julho-de-2025-643890984. Acesso em: 27 ago. 2025.

[104] Boff, Leonardo. *Saber cuidar: Ética do humano – compaixão pela terra*. Petrópolis: Vozes, 2017.

[105] Oliveira, Rosiska Darcy de. Tive muita sorte! Instagram: @rosiska_darcy. Disponível em: https://www.instagram.com/p/DLpl-exOI55/. Acesso em: 27 ago. 2025

Este livro foi composto com tipografia Adobe Garamond Pro e
impresso em papel Off-White 80 g/m² na Formato Artes Gráficas.